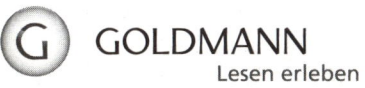

GOLDMANN
Lesen erleben

Buch

Dieses Buch hilft jedem Rauchenden, unabhängig davon, wie lange er oder sie schon raucht. Mit Allen Carrs sensationeller und weltweit bekannter Methode haben bereits Millionen von Menschen sich von ihrer Sucht befreit – umgehend, einfach, dauerhaft. Dazu braucht es keine besondere Willenskraft. Ohne Schockbehandlung und ohne starre Verhaltensregeln gelingt es durch die Lektüre dieses Buches, die eigene Abhängigkeit zu hinterfragen und Ängste zu beseitigen, die einem suggerieren, man könnte nicht ohne Zigaretten leben. Dazu gehört auch der Mythos, man würde zunehmen, nachdem man seine letzte Zigarette ausgedrückt hat. Viele Raucher, die mit Allen Carrs Methode aufgehört haben, nehmen sogar ab!
Außerdem hilft die beiliegende Gratis-CD, zu entspannen und dabei die Botschaft des Buches zu vertiefen, um ein glücklicher Nichtraucher zu bleiben.

Autor

Der Bestsellerautor Allen Carr hat mit seinen Büchern weltweit Millionen Menschen von der Nikotinsucht befreit, indem er ihnen zeigte, wie sie mit seiner einzigartigen Methode ganz einfach und wie von selbst ihre Probleme hinter sich lassen. Durch den großen Erfolg seiner Selbsthilfe-Methode erlangte Carr internationales Ansehen. Weltweit gibt es »Carr-Standorte« mit speziell ausgebildeten Trainern. Allen Carr starb im November 2006 im Alter von 72 Jahren an Lungenkrebs. Im persönlichen Umfeld des Verstorbenen wird vermutet, dass jahrelanges Passivrauchen bei seinen Nichtraucherseminaren zu seiner Erkrankung beigetragen hat.

www.allen-carr.de

Außerdem von Allen Carr im Programm

Endlich Nichtraucher! (13664, 16401)
Allen Carrs Nichtraucher-Tagebuch (16682)
Endlich erfolgreich! (16432, 16818)
Endlich frei von Flugangst (16288)
Endlich Nichtraucher! Für Frauen (16542)
Endlich Nichtraucher für Lesemuffel (16964)
Endlich Nichtraucher für Lesemuffel – für Frauen (17076)
Endlich ohne Alkohol! (16503)
Endlich Wunschgewicht! (16117)
Nie wieder Kater! (16806)

Allen Carr

Endlich Nichtraucher! Ohne Gewichtszunahme

Der einfache Weg, mit dem Rauchen
Schluss zu machen

Aus dem Englischen von
Gabriele Zelisko

GOLDMANN

*Für John Dicey in Anerkennung seiner
überragenden Leistung, Allen Carrs Methode in
der ganzen Welt zu verbreiten*

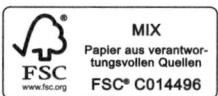

Verlagsgruppe Random House FSC-DEU-0100
Das für dieses Buch verwendete FSC®-zertifizierte Papier *Classic 95*
liefert Stora Enso, Finnland.

1. Auflage
Deutsche Erstausgabe Oktober 2012
Wilhelm Goldmann Verlag, München,
in der Verlagsgruppe Random House GmbH
© 2012 der deutschsprachigen Ausgabe
Wilhelm Goldmann Verlag, München,
in der Verlagsgruppe Random House GmbH
℗ + © der deutschsprachigen Compact Disc 2012
carthago media projects, Hamburg
© 2010 Allen Carr's Easyway (International) Limited
Originaltitel: Stop Smoking Now Without Gaining Weight
Originalverlag: Arcturus Publishing Ltd., London
Umschlaggestaltung: Uno Werbeagentur, München
Umschlagillustration: FinePic®
Redaktion: Carmen Dollhäubl
Satz und Layout: Buch-Werkstatt GmbH, Bad Aibling / Kim Winzen
Druck und Bindung: GGP Media GmbH, Pößneck
CB · Herstellung: IH
Printed in Germany
ISBN 978-3-442-17319-8

www.goldmann-verlag.de

Inhalt

Die Allen-Carr-Methode –
Ihr Schlüssel zur Freiheit

Allen Carr war 30 Jahre lang Kettenraucher. Nach unzähligen vergeblichen Versuchen aufzuhören, schaffte er es von 100 Zigaretten am Tag auf null – ohne Entzugserscheinungen, ohne große Willenskraftanstrengungen und ohne Gewichtszunahme. Er hatte etwas gefunden, worauf die Welt schon lange gewartet hatte – *die Allen-Carr-Methode,* eine einfache Methode, nikotinfrei leben zu lernen. Daraufhin setzte er es sich zum Ziel, Rauchern überall auf der Welt zu helfen, von ihrer Sucht loszukommen.

Durch den überwältigenden Erfolg seiner Methode erwarb er sich international den Ruf, der Experte schlechthin zu sein, wenn es darum geht, mit dem Rauchen Schluss zu machen. Heute wird weltweit an unzähligen Standorten mit seiner Methode gearbeitet. Sein erstes Buch, *Endlich Nichtraucher!,* wurde bislang über zehn Millionen Mal verkauft, ist nach wie vor ein internationaler Bestseller und wurde in über 40 Sprachen übersetzt.

Allen Carrs Methode lässt sich auf eine ganze Reihe weiterer Problematiken anwenden, von übermäßigem Alkoholgenuss über Gewichtsprobleme bis hin zu Nikotinsucht bei Minderjährigen oder Flugangst. Darüber hinaus gibt es Programme für Firmen, die ihre Angestellten dabei unterstützen möchten, ihre Probleme in den Griff zu bekommen.

Hunderttausende Raucher haben in Allen Carrs Seminaren erfolgreich aufgehört. Die Erfolgsquote liegt bei 90 Prozent, und für den Fall, dass der Erfolg ausbleibt, gibt es eine Geld-zurück-Garantie, sodass die Teilnehmer keinerlei Risiko eingehen. Am Ende dieses Buches finden Sie die Allen-Carr-Kontaktadressen. Sollten Sie Hilfe benötigen oder Fragen haben, können Sie sich an einen Standort in Ihrer Nähe wenden.

Weitere Informationen finden Sie im Internet unter www.allen-carr.de.

Vorwort

Im April 1989 geschah an einem ansonsten belanglosen Nachmittag etwas ganz Besonderes in meinem Leben. Ich war damals starker Raucher. Ich wusste, das würde mich eines Tages umbringen, und davon abgesehen kostete es mich ein Vermögen. Das Schlimmste aber war, dass die Zigaretten jeden Bereich meines Lebens beherrschten. Ich hatte schon oft versucht aufzuhören, unter Einsatz meiner ganzen Willenskraft, mit diversen Hilfsmitteln wie zum Beispiel Nikotinkaugummis, aber es war immer eine Qual gewesen, und letztendlich bin ich jedes Mal gescheitert.

Immer trieb mich die Panik um, ich könnte ohne Zigarette niemals mehr ein Essen, einen Drink oder ein geselliges Beisammensein genießen, und ich wäre nicht länger in der Lage, mit alltäglichen Belastungen fertigzuwerden. Außerdem hatte ich aufgrund meiner bisherigen Erfahrungen Angst, ich würde, selbst wenn ich nicht mehr rauchte, immer dieses Verlangen nach einer Zigarette verspüren.

Als ich an der Tür von Allen Carrs bescheidenem Haus im Londoner Vorort Raynes Park läutete, ging ich nicht davon aus, dass es dieses Mal anders sein würde. Allerdings war mein älterer Bruder bereits hier gewesen und behauptete, das Aufhören sei ihm leichtgefallen, und das Rauchen würde ihm überhaupt nicht fehlen. Da er Kettenraucher gewesen war und ich wiederholt miterlebt hatte, wie er bei seinen Versuchen aufzuhören gescheitert war, überraschte mich das sehr. Als schließlich fünf oder sechs weitere Personen, die ich als eingefleischte Raucher gekannt hatte, nach einem Besuch bei Allen Carr von ähnlichen Erfahrungen berichteten, dachte ich, es könne auch für mich Hoffnung geben. Dank der Geld-zurück-Garantie hatte ich ja auch nicht viel zu verlieren.

Die fünf Stunden, die ich vor mehr als 25 Jahren mit einer Gruppe anderer Raucher bei Allen Carr verbrachte, veränderten mein ganzes Leben. Bevor ich das Seminar besuchte, gehörte ich zu denjenigen Rauchern, die stets mindestens zwei Päckchen Zigaretten bei sich haben müssen, um nicht in Panik zu geraten. Ich war davon überzeugt, eine der großen Annehmlichkeiten im Leben aufzugeben, wenn ich mit dem Rauchen aufhören würde, und dachte, ich würde dann stets das Gefühl haben, ich müsse auf etwas verzichten. Kurzum – mir schien ein Leben ohne Zigaretten schlichtweg nicht möglich. Doch es kam anders: Am Ende des Seminars hatte ich weder das Bedürfnis noch den Wunsch zu rauchen. Ich hatte keine Entzugserscheinungen. Wie mein

Bruder und meine Freunde fand ich das Aufhören einfach. Es erforderte keine Willenskraftanstrengung. Ich konnte gesellschaftliche Anlässe sogar mehr genießen und besser mit Stress umgehen, genau wie Allen Carr es vorausgesagt hatte. Ich hatte überhaupt nicht das Gefühl, mir würde etwas fehlen, aber ich war unendlich erleichtert und froh, dass ich nun frei war. Und das Beste war: genau wie die anderen nahm ich kein Gramm zu. Es war einfach unglaublich.

Mir war auf Anhieb klar, dass Allen Carr eine Methode gefunden hatte, die Millionen Rauchern überall auf der Welt helfen konnte, sofort und mühelos aufzuhören, und ich schrieb ihm, um mich bei ihm als Mitarbeiter zu bewerben, weil ich mich für die Verbreitung seiner Methode einsetzen wolle. Ich hatte großes Glück: Allen bildete mich als Trainer aus, und wir richteten gemeinsam einen zweiten Standort in Birmingham ein. Kurze Zeit später wurde ich Geschäftsführer einer Firma, die gegründet worden war, um die Allen-Carr-Methode weltweit bekannt zu machen. Damit wurde meine Vision einer weltumspannenden Organisation Wirklichkeit.

Bis heute haben über 350 000 Menschen in mehr als 40 Ländern unsere Seminare besucht. Auf Wunsch erhält man dort nach wie vor eine umfassende Geld-zurück-Garantie, sollte man nicht mindestens drei Monate lang Nichtraucher bleiben. Doch den meisten Rauchern genügt ein Seminar; weniger als 10 Prozent der Teilnehmer verlangen ihr Geld zurück.

Von Allen Carrs Büchern wurden weltweit mehr als 12 Millionen verkauft; sie wurden in über 40 Sprachen übersetzt und schätzungsweise von 30 bis 40 Millionen Menschen gelesen. Damit sind unsere Veröffentlichungen die bislang mit Abstand erfolgreichsten zum Thema Rauchen. Dieser überwältigende Erfolg beruht nicht auf Werbung oder Marketingmaßnahmen, sondern auf den persönlichen Empfehlungen von Millionen glücklicher Ex-Raucher, die mit dieser Methode aufgehört haben. Allen Carrs Methode ist nur aus einem einzigen Grund auf der ganzen Welt so populär: *Weil sie wirkt.*

Mit diesem Buch halten Sie den Schlüssel zur Freiheit in der Hand.

Robin Hayley,
Geschäftsführer von Allen Carr's Easyway (International) Ltd

I.

Warum Sie rauchen

DIE MECHANISMEN DER NIKOTINSUCHT

Nikotin ist eine farblose, ölige Substanz und derjenige Wirkstoff im Tabak, der süchtig macht. Von allen bekannten Drogen macht es am schnellsten süchtig; schon eine einzige Zigarette kann genügen.

Mit jedem Zug an einer Zigarette gelangt eine kleine Dosis Nikotin über die Lunge in das Gehirn. Der Effekt tritt schneller ein als bei einer Dosis Heroin, die sich ein Abhängiger in die Vene injiziert. Wenn Sie 20 Mal an einer Zigarette ziehen, verabreichen Sie sich mit dieser Zigarette 20 Mal eine Dosis Nikotin.

Nikotin ist eine schnell wirksame Droge. Innerhalb von 30 Minuten nach dem Rauchen einer Zigarette sinkt die Nikotinkonzentration im Blut auf die Hälfte und nach einer Stunde auf ein Viertel des Ursprungswertes. Das erklärt, warum die meisten Raucher durchschnittlich 20 Zigaretten am Tag konsumieren.

Sobald der Raucher die Zigarette ausdrückt, baut sich das Nikotin in Windeseile ab, und er steht unter Entzug.

An dieser Stelle muss ich einen unter Rauchern verbreiteten Irrglauben ausräumen: Sie meinen, schreckliche Qualen durchleiden zu müssen, wenn sie mit dem Rauchen aufhören. Diese Entzugserscheinungen sind in Wahrheit größtenteils eine Kopfsache – der Raucher leidet, weil er meint, auf einen Genuss oder eine Krücke verzichten zu müssen. Ich werde das später genauer erklären.

Da die körperliche Entwöhnung vom Nikotin in ganz kleinen Schritten verläuft, bemerken die meisten Raucher gar nicht, dass sie drogensüchtig sind. Wenn wir von »Nikotinsucht« sprechen, meinen wir eigentlich eher eine Art Angewohnheit. Danach befragt, lehnen die meisten Raucher Drogen ab; aber sie selbst sind nichts anderes als Drogensüchtige. Zum Glück kann man von dieser Droge leicht loskommen, vorausgesetzt, man akzeptiert erst einmal, dass man süchtig ist.

Innerhalb von sieben Sekunden nach dem Anzünden einer Zigarette wird dem Körper frisches Nikotin zugeführt, das die Entzugserscheinungen aufhebt. Die Folge ist das Gefühl der Entspannung und Zuversicht, das der Raucher nun verspürt und mit dem Zigarettenkonsum verbindet.

Ganz zu Beginn, wenn wir mit dem Rauchen anfangen, sind die Entzugserscheinungen und ihr Abklingen kaum merklich, sodass wir uns dieser Mechanismen gar nicht bewusst werden. Gehen wir dann dazu über, regelmäßig zu rauchen, meinen wir, es wegen des Genusses zu tun oder weil es zu einer »Gewohnheit« geworden ist. Realistisch gesehen sind wir bereits süchtig, ohne es zu bemerken. Wir haben ein kleines Nikotinmonster in unserem Körper erzeugt, das wir nun regelmäßig füttern müssen.

Alle Raucher fangen aus ziemlich albernen Beweggründen mit dem Rauchen an. Niemand wird dazu gezwungen, und der einzige Grund weiterzurauchen – ob nur gelegentlich oder als Kettenraucher – ist dieses kleine Monster, das gefüttert werden will.

Besonders perfide am Rauchen ist, dass die Zigarette dem Raucher Genuss verschafft, indem sie ihn in jenen Zustand des Friedens, der inneren Ruhe und Zuversicht zurückversetzt, in dem sein Körper sich befand, *bevor* er nikotinsüchtig war. Es ist ähnlich wie die Erfahrung, wenn im Nachbarhaus den ganzen Tag die Alarmanlage anschlägt. Verstummt der Lärm endlich, ist das ein herrliches Gefühl, dabei ist nichts weiter passiert, als dass die Störung weggefallen ist. Steckt sich ein Raucher eine Zigarette an, versucht er lediglich, das Gefühl der Leere und Unsicherheit zu beseitigen, das durch den raschen Nikotinabbau im Körper entsteht – ein Gefühl, das Nichtraucher gar nicht erst haben. So gesehen, könnte man auch sagen: Wir rauchen, um uns wie ein Nichtraucher zu fühlen.

Bevor wir Raucher werden, ist in unserem Körper alles in bester Ordnung. Dann führen wir ihm Nikotin zu. Wenn wir die Zigarette ausdrücken und die Droge in unserem Körper abgebaut wird, leidet er unter dem Entzug. Das ist kein realer Schmerz, sondern lediglich ein Gefühl der Leere. Wir sind uns dieses Gefühls kaum bewusst, aber es ist da, lästig wie ein tropfender Wasserhahn. Vernunftsmäßig können wir es nicht erfassen. Wir wissen nur: Wir wollen eine Zigarette. Wenn wir uns dann eine anstecken, lässt das Verlangen nach, und wir sind vorübergehend zufrieden und voller Selbstvertrauen – wie damals, bevor wir süchtig wurden. Doch die Zufriedenheit hält nicht an, denn wir müssen unserem Körper immer weiter Nikotin zuführen, um das Verlangen abzustellen. Sobald Sie diese Zigarette ausdrücken, fängt es wieder an, und so geht der Kreislauf immer weiter – **bis Sie ihn durchbrechen.**

WIE ES KAM, DASS ICH MIR VORNAHM, DIE WELT VOM RAUCHEN ZU BEFREIEN

Ich wurde schon oft gefragt, was mich dazu qualifiziert, den Menschen dabei zu helfen, Nichtraucher zu werden – schließlich bin ich weder Arzt noch Psychiater. Ich möchte Ihnen gerne erklären, warum ich dennoch besser dafür geeignet bin als jeder andere.

Ich war 33 Jahre lang Raucher. Manchmal kam ich auf 100 Zigaretten am Tag, weniger als 60 waren es nie. Ich sah schlecht aus und fühlte mich auch entsprechend. Zu den chronischen Gesundheitsproblemen kamen meine Selbstverachtung und das Gefühl, ich hätte die Kontrolle über mein Leben verloren.

Ich litt unter hartnäckigem Husten und hatte ständig Kopfschmerzen. Meine Nebenhöhlen waren chronisch entzündet, und ich hatte häufig starkes Nasenbluten. Mich plagte die Angst, ich könne jeden Moment an einer Gehirnblutung sterben. Trotzdem rauchte ich weiter, obwohl ich wusste, es würde mich letztendlich umbringen.

Ich versuchte unzählige Male aufzuhören. Einmal schaffte ich es, sechs Monate nicht zu rauchen, hätte aber jede einzelne Minute davon die Wände hochgehen können. Dabei empfand ich das Rauchen nicht einmal als Genuss, dieser Illusion hatte ich mich merkwürdi-

21

gerweise nie hingegeben. Aber ich glaubte, die Zigaretten würden mir helfen, mich zu entspannen und mir Mut und Selbstvertrauen verleihen. Auch dachte ich allen Ernstes, ohne Zigaretten niemals glücklich sein zu können.

Es schien mir, als hinge mein Leben von den Zigaretten ab, und ich war eher bereit zu sterben, als ohne sie zu leben. Ich habe bis heute keinen vergleichbar eingefleischten Raucher kennengelernt – oder, vielleicht richtiger ausgedrückt, keinen, der so fest überzeugt war, niemals ohne seine Zigaretten auskommen zu können.

Wenn Sie an dieser Stelle lesen, wie tief mich das Rauchen sinken ließ, werden sich die meisten von Ihnen, vor allem die Jüngeren und die Gelegenheitsraucher, mit dem Gedanken beruhigen: »So weit werde ich es niemals kommen lassen. Vorher höre ich auf.«

Vielleicht haben Sie aber auch den Eindruck, ich male hier nur den Teufel an die Wand und versuche, Sie durch Abschreckung vom Rauchen abzubringen. Doch dem ist nicht so. Wäre ich der Meinung, Abschreckung wäre ein wirksames Mittel, würde ich keine Sekunde zögern, sie einzusetzen. Aber bei mir hat Abschreckung nicht geholfen, und vermutlich wären Sie alle bereits Nichtraucher, wenn sie überhaupt etwas brächte. Ich verspreche Ihnen, dass ich Ihnen auf andere Weise helfen werde, ganz ohne irgendwelche Horrorszenarien zu bemühen.

*Sie müssen verstehen, **warum** Raucher nicht aufhören, selbst wenn sie wissen, dass sie sich damit letztendlich umbringen. Sie werden nicht aufhören, solange Sie es nicht verstehen.*

In meiner Zeit als Raucher gab ich einmal den inständigen Bitten meiner Frau Joyce nach und ging zu einem Entspannungstherapeuten, der versprach, er könne Menschen dabei helfen, mit dem Rauchen aufzuhören.

Ich war sicher, er würde nichts für mich tun können; doch Joyce hatte mir Schuldgefühle gemacht, und ich dachte, wenn ich zu ihm ginge, könnte ich mit gutem Gewissen zurückkehren und sagen: »Siehst du, das war reine Zeit- und Geldverschwendung. Kannst du nun endlich akzeptieren, dass ich es niemals schaffen werde aufzuhören, ob ich will oder nicht?«

Doch als ich nach Hause kam, war das Erste, was ich zu Joyce sagte:

»Ich werde die Welt vom Rauchen befreien.«

Ihr ungläubiges Staunen war mehr als verständlich. Schließlich hatte sie meine unzähligen Versuche aufzuhören, hautnah miterlebt. Einmal log ich ihr ins Gesicht, ich hätte aufgehört, dabei rauchte ich heimlich weiter. Mein letzter Anlauf, der zwei Jahre zurücklag, hatte nach Monaten tiefster Depression, schlechter Laune und jämmerlichen Elends in Tränen geendet. All das wusste sie natürlich.

Dieses Mal war alles anders.

Sie werden mir erst einmal nicht glauben, dass ich, als ich meine letzte Zigarette ausdrückte, bereits Nichtraucher war und wusste, ich würde niemals wieder den Drang oder den Wunsch verspüren zu rauchen.

Ich rechnete ganz und gar nicht damit, dass es einfach sein würde, und daher war es eine echte Offenbarung, dass es mir unglaublich leichtfiel und ich die Entwicklung von dem Moment an, in dem ich meine letzte Zigarette ausdrückte, sogar richtig genoss. Ich musste keine Willenskraftanstrengungen unternehmen, ich litt nicht unter Entzugserscheinungen, und ich habe seit jenem Tag nicht das geringste Bedürfnis zu rauchen. Obendrein nahm ich in der Folge nicht einmal zu, sondern sogar zwölf Kilo ab.

Es stimmt nicht, dass Sie automatisch zunehmen, wenn Sie aufhören zu rauchen. Sechs Monate, nachdem ich meine letzte Zigarette ausgedrückt hatte, war ich zwölf Kilo leichter als zu meiner Zeit als Raucher!

Der 15. Juli 1983 war der wichtigste Tag in meinem Leben, denn auf einmal wurde alles ganz klar. Ich realisierte: Ich muss nicht rauchen – nie wieder. Ich brauche es nicht mehr. Es war nicht die Entspannungstherapie als solche, die bei mir etwas bewirkte, sondern etwas, was der Therapeut gesagt hatte.

An einer bestimmten Stelle bemerkte er: »Rauchen ist eine Sucht.« Eine einfache Aussage, fast beiläufig geäußert, doch darüber hatte ich bis dahin noch nie nachgedacht. Die Wirkung war erstaunlich. Mehr musste ich nicht mehr hören. Ich hatte den Schlüssel gefunden, der mich aus meiner persönlichen Gefängniszelle befreite.

Rauchen war nur eine Sucht, es besaß keine Macht über mich, und es verlor seinen geheimnisvollen Nimbus. Es diente nicht dem Genuss oder meinem Wohlbefinden, sondern ich tat es, ich *musste* es tun, weil ich süchtig danach war. Es bestand kein genetischer Unterschied zwischen Rauchern und Nichtrauchern, es handelte sich lediglich um eine Falle, in die jeder geraten konnte, der dem Druck nachgab, irgendwann einmal eine Zigarette zu probieren. Ab diesem Moment wusste ich, ich kann mich davon befreien, für immer, und war überzeugt, auch anderen zur Freiheit verhelfen zu können.

Um auf Dauer aufzuhören, müssen Sie sich darauf besinnen, was Sie davon haben, wenn Sie eine Zigarette rauchen. Sobald Ihnen klar ist, dass Sie kein Opfer bringen, befinden Sie sich schon auf dem Weg in die Freiheit.

Ich werde später die Entspannungstherapie und ihre positiven Effekte genauer erklären, aber ich kann Ihnen schon an dieser Stelle sagen, dass es nicht an der Entspannungstherapie lag, dass ich es schaffte, mit dem Rauchen aufzuhören. Auch wenn ich es an jenem Tag nicht in seiner ganzen Tragweite erfassen konnte, wusste ich genau, dass ich auf etwas gestoßen war, auf das jeder Raucher sehnsüchtig hofft:

Eine einfache Methode, mit dem Rauchen aufzuhören.

Zunächst war mir nicht klar, warum frühere Versuche aufzuhören so eine Tortur gewesen waren. Ich stellte mir immer wieder dieselbe falsche Frage: Warum war es dieses Mal so einfach und sogar angenehm, aufzuhören? Als ich mir aber diese Frage einmal andersherum stellte – warum war es vorher immer ein solcher Alptraum gewesen? –, wurde mir alles klar.

Die wunderbare Wahrheit lautet: **Aufhören ist einfach, wenn man es richtig angeht.** Mit der falschen Herangehensweise dagegen kann es buchstäblich aussichtslos werden.

Als Nächstes entwickelte ich eine Methode, mit deren Hilfe sich die richtige Herangehensweise kommunizieren lässt, und testete sie mit Freunden und Verwandten. Die Ergebnisse bestärkten mich in der Überzeugung, dass die Methode bei jedem Raucher funktionieren könnte.

Ich war mir dessen so sicher, dass ich ziemlich schnell entschied, meinen Beruf aufzugeben und in Vollzeit Seminare anzubieten, die anderen helfen, sich aus der Sklaverei des Nikotins zu befreien.

Die Berichte über die ersten Erfolge verbreiteten sich wie ein Buschfeuer, und schon bald mussten wir keine Anzeigen mehr schalten. Raucher kamen nicht nur aus ganz England zu mir, sondern aus der ganzen Welt, und das einzig und allein aufgrund der persönlichen Empfehlung erfolgreicher Klienten.

Als die Zahl der Hilfe suchenden Raucher zu groß wurde und wir nicht mehr alle aufnehmen konnten, stellte ich meine Methode in einem Buch vor: *Endlich Nichtraucher!* Es wurde weltweit ein Bestseller und ist bis heute das mit Abstand am meisten verkaufte Buch über das Rauchen.

WARUM DIE WELT (NOCH) NICHT KURIERT IST

Millionen Raucher haben mit der Allen-Carr-Methode aufgehört; dennoch ist Rauchen nach wie vor die häufigste Todesursache. Warum hat das Nikotin die Gesellschaft immer noch fest im Griff, und wie können Sie entkommen?

Ich selbst dachte zunächst, es würde etwa fünf Minu-

27

ten dauern, jeden halbwegs intelligenten Raucher zum Aufhören zu bringen, nämlich indem man ihm zwei einfache Tatsachen erklärt:

1. Raucher empfinden eine Zigarette nur deshalb als Genuss oder Stütze im Alltag, weil sie das Gefühl der Leere und Unsicherheit beseitigt, das sich aufgrund des Entzugs im Körper einstellt. Nichtraucher kennen ein solches Gefühl überhaupt nicht.
2. Eine Zigarette beseitigt dieses Gefühl der Leere nicht, sondern *verursacht* es erst; das Gefühl des Genusses oder der Entlastung ist also ein Trugbild. Ebenso gut könnte man zu enge Schuhe anziehen, um die Erleichterung zu genießen, wenn man sie wieder auszieht.

Ich nahm an, es würde ungefähr zehn Jahre dauern, bis die Welt vom Rauchen kuriert sei. Aber heute, über ein Vierteljahrhundert später, gibt es mehr Raucher auf der Welt als jemals zuvor; Schätzungen gehen von 1,3 Milliarden aus.

Rauchen ist die Todesursache Nummer eins weltweit und für mindestens fünf Millionen Todesfälle jährlich verantwortlich. Die Zahl steigt rasant, und nach Prognosen der Weltgesundheitsorganisation wird sie sich bis 2020 verdoppelt haben.

Die Leute paffen munter weiter, trotz der massiven Beschränkung der Zigarettenwerbung und des Rauchverbots an öffentlichen Orten. Je schwieriger es für die Tabakindustrie wird, Werbung zu betreiben, umso findiger wird sie in der Verbreitung ihrer heimtückischen Botschaften.

Marketingfachleute werden bestätigen, dass direkte Werbung vergleichsweise teuer, unelegant und ineffizient ist. Weitaus wirkungsvoller ist es, Produkte in Alltagssituationen zu präsentieren und den Eindruck zu erwecken, sie gehörten zu einem erstrebenswerten Lifestyle. Im Idealfall drückt man sie einem Star mit Vorbildfunktion in die Hand.

Rauchen tötet? – Wir rauchen trotzdem

... Ärzte halten es für zielführend, uns zu erklären, jede Zigarette koste uns sieben Minuten unseres Lebens. Aber Raucher wissen, dass Rauchen tötet, und hören trotzdem nicht auf.

Es ist sicher kein Zufall, dass seit Einführung der Werbebeschränkungen und der Rauchverbote an öffentlichen Orten in Hollywood-Filmen wieder so viel geraucht wird wie in den 1940er- und 1950er-Jahren, nachdem hier in den 1980er-Jahren ein Rückgang zu verzeichnen war.

Im Fernsehen und im Kino treten rauchende Darsteller schon fast inflationär auf. Die Produktion einer Fernsehserie kostet immense Summen, ein Kinofilm ist noch weitaus teurer, da ist Product-Placement durch die Tabakindustrie eine gute Einnahmequelle und bietet den Konzernen die Möglichkeit, auf immer subtileren Wegen Einfluss zu nehmen.

Angeblich erhalten Hollywood-Produzenten Zuwendungen in Millionenhöhe dafür, dass in ihren Filmen geraucht wird. Auch berühmte Schauspieler und Models werden offenbar fürstlich entlohnt, wenn sie auf der Leinwand, dem Laufsteg und in der Öffentlichkeit

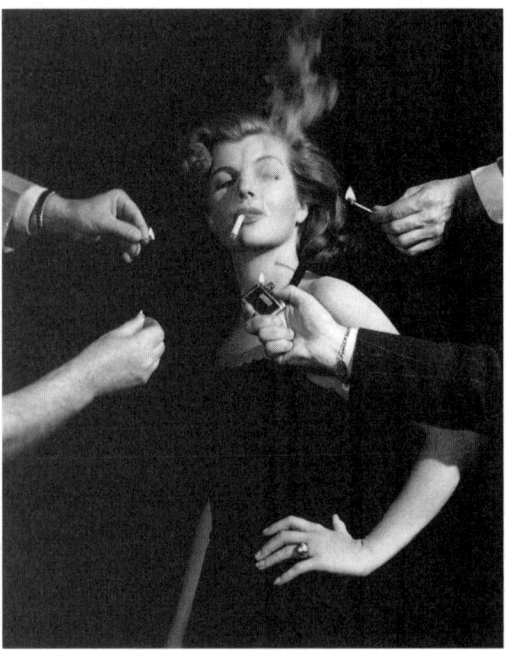

Die Schauspielerin Corinne Calvet. In Hollywoods goldener Ära wurde Stars ein Vermögen bezahlt, wenn sie auf der Leinwand rauchten.

rauchen. In Zeitungen und Illustrierten wimmelt es von Bildern, die Stars und Sternchen mit Zigaretten zeigen. Das ist alles kein Zufall.

Doch es lag nicht an der Tabakindustrie und ihren Strategien, dass es mir nicht gelang, die Welt innerhalb von zehn Jahren vom Rauchen zu befreien. Ich musste erst einmal die Raucher und die gesamte Gesellschaft davon überzeugen, dass niemand aus freien Stücken raucht, sondern weil er in eine Falle geraten ist.

Das Gemeine an dieser Falle ist, dass es Jahre dauern kann, bis man erkennt, in ihr gefangen zu sein! Ich war so naiv zu glauben, falls es einen Zauberknopf gäbe, den ein Raucher nur drücken müsste, um am nächsten Morgen als Nichtraucher aufzuwachen, würden alle Raucher auf der Stelle davon Gebrauch machen. Doch ich merkte schnell, dass viele Raucher dem verbreiteten Irrtum erliegen, alles unter Kontrolle zu haben. Wenn das auch auf Sie zutrifft, denken Sie noch einmal genau nach. Sie werden zu dem Schluss kommen:

Sie rauchen nicht freiwillig.

Hätten Sie Ihren Zigarettenkonsum unter Kontrolle, würden Sie dieses Buch nicht lesen. Könnten Sie wirklich frei entscheiden, ob Sie rauchen wollen oder nicht, fiele Ihre Wahl auf das Nichtrauchen.

~~~~~~~~~~~~~~~~~~~~~~~~~~~~~~~~~~ **ZUSAMMENFASSUNG** ~~

- Nikotin ist ein Suchtgift, das Sie abhängig macht. Rauchen ist die häufigste Todesursache überhaupt.
- Trotz der bekannten negativen Folgen greifen Raucher weiter zur Zigarette, denn sie sind gefangen in der Sucht.
- Nikotinsucht ist der Grund, warum Menschen rauchen. Nikotinsucht ist eine Krankheit.
- Sie haben das Rauchen nicht im Griff – das Rauchen hat Sie im Griff.

2.

Die Falle

Viele Langzeithäftlinge werden nach ihrer Entlassung wieder straffällig – nicht weil sie glauben, Verbrechen zahlten sich aus, sondern weil es die einzige Möglichkeit ist, wieder in das »sichere« Gefängnis zurückzukehren. Anhand dieses Beispiels verstehen wir leichter, warum ein Raucher mit chronischem Husten, dem das Rauchen ganz eindeutig keinen Genuss beschert, dennoch weiterraucht. Der Grund ist: **Angst.**

Ein solcher Raucher hat mehr Angst davor, aus seiner Falle befreit zu werden als in ihr gefangen zu bleiben. Um es deutlich zu sagen: Jeder Raucher ist glücklicher

33

und fühlt sich sicherer, wenn er aus dem Nikotingefängnis entkommen ist.

Warum verschließen sich Raucher dennoch ein Leben lang den vielen schlagkräftigen Argumenten, die gegen das Rauchen sprechen, und klammern sich an jede noch so fadenscheinige Ausrede, um wenigstens noch diese eine nächste Zigarette zu rauchen?

DIE NIKOTINFALLE

Im Gehirn des Rauchers spielt sich ein dauerndes Tauziehen ab. Die eine Seite warnt: »Es bringt mich um, kostet mich ein Vermögen, es ist eklig, abstoßend und bestimmt über mein Leben!« Die andere Seite wendet ein: »Wie soll ich ohne dieses kleine Vergnügen das Leben genießen? Wie soll ich ohne meine kleine Krücke mit Stress zurechtkommen? Habe ich genügend Willenskraft, und bin ich stark genug, um die Qualen des Aufhörens durchzustehen? Werde ich jemals ganz frei vom Verlangen nach einer Zigarette sein?«

Vielleicht fanden Sie es unangemessen, dass ich das Rauchen im ersten Kapitel als Krankheit bezeichnet habe. Möglicherweise würden Sie eher sagen, das Rauchen ist die Ursache anderer Krankheiten. Aber das ist es nicht, was ich damit meine. Das Rauchen selbst ist eine Krankheit, eine Krankheit namens Nikotinsucht.

Als solche wird es inzwischen von der Medizin eingestuft.

Nikotinsucht ist nicht etwa nur ein unangenehmer Nebeneffekt des Rauchens, sondern vielmehr der EINZIGE Grund, warum jemand raucht. Raucher sind gefangen, sie zappeln wie ein Fisch am Haken.

Aber warum vermeiden wir es, der Wahrheit über das Rauchen ins Auge zu sehen? Warum ignorieren wir die eindringlichen Warnungen auf jeder Zigarettenpackung? Warum haben Eltern solche Panik, ihre Kinder könnten heroinabhängig werden, obwohl durch Heroin viel weniger Menschen zu Tode kommen als durch das Rauchen? Viele von ihnen scheinen sich dabei nicht einmal dessen bewusst zu sein, dass sie selbst in der lebensbedrohlichsten Falle überhaupt sitzen.

1983, um die Zeit herum, als ich meinen ersten Standort eröffnet hatte, lebten alle in Angst vor AIDS. Gerade erst war deutlich geworden, womit wir da konfrontiert waren, und es war erschreckend. Für England wurden bis zum Jahr 1990 3000 Todesopfer vorhergesagt. Wir lebten unter dem Eindruck, die gesamte Menschheit sei durch diese neue Seuche bedroht. Doch seither starben Jahr für Jahr jede Woche 2000 englische Staatsbürger an den Folgen ihrer Nikotinsucht, und international sehen die Zahlen nicht besser aus.

Als Raucher trösten wir uns mit dem Gedanken, es werde uns selbst schon nicht treffen, wir selbst würden bestimmt aufhören, bevor es so weit kommt. Doch bis dahin nehmen wir die Begleiterscheinungen des Rauchens in Kauf – schlechten Atem, verfärbte Zähne, Kurzatmigkeit, Husten, Antriebslosigkeit und die Qualen des Entzugs –, oft ein Leben lang, ohne zu merken, dass wir uns im Zustand der Sklaverei befinden.

Meistens rauchen wir, ohne darüber nachzudenken. Wir sind uns nur dessen bewusst, wenn wir husten und röcheln und uns wünschen, wir hätten nie angefangen zu rauchen. Oder wenn wir einem Nichtraucher den Rauch ins Gesicht blasen und uns dabei dämlich und unsozial fühlen; oder wenn uns die Zigaretten ausgehen und uns das in Panik versetzt; oder wenn wir irgendwo sind, wo man nicht rauchen darf und wir uns deshalb eingeschränkt und niedergeschlagen fühlen.

Was ist das für ein Genuss? Wenn er verfügbar ist, nehmen wir ihn gar nicht bewusst wahr, und wenn wir ihn bewusst wahrnehmen, wäre es uns lieber, es gäbe ihn gar nicht. Nur wenn wir ihn nicht haben können, erscheint er uns auf einmal unendlich kostbar.

Vielleicht glauben Sie, es sind die Tabakkonzerne, diese Totengräber, die für Ihre Sucht verantwortlich sind. Doch in Wahrheit ist die Tabakindustrie nur ein Teil des Problems. Sie mag mächtig und raffiniert sein, doch die Tabakindustrie war nicht das größte Hindernis bei meiner Mission, dem Rauchen ein für alle Mal ein Ende zu setzen.

Ich unterschätzte die Inkompetenz, Tatenlosigkeit, Gleichgültigkeit, Nutzlosigkeit und Beschränktheit genau der Institutionen, hinter denen man meine stärksten Verbündeten vermuten würde, Institutionen, die behaupten, sich gegen das Rauchen zu engagieren, wie die Ärzteschaft und ihre sogenannten Experten, die Initiatoren der Anti-Raucher-Kampagnen, die Regierung, die Behörden und die Medien. Sie allesamt sind weit davon entfernt, den armen Rauchern zu helfen; stattdessen geben sie ihnen Ratschläge, die eher dazu angetan sind, sie ihr Leben lang in der Sklaverei zu halten.

Sie tragen zur Aufrechterhaltung all der Mythen bei – Rauchen sei nicht mehr als eine schlechte Angewohnheit, es sei ein Genuss, eine Art Krücke, Raucher würden aus freien Stücken rauchen, und – das schlimmste dieser Legenden rund um das Rauchen – es sei schwierig aufzuhören.

Die Psyche der Nikotinsüchtigen ist gegen repressive Maßnahmen wie Verbote und drastische Warnungen vor den gesundheitlichen Folgen des Rauchens immun. Derartige Maßnahmen verstärken nur den Mythos, dass es sehr schwer sei aufzuhören. Die Wahrheit ist ganz einfach:

Es ist leicht, mit dem Rauchen aufzuhören!

Es fällt Ihnen vermutlich schwer, mir das zu glauben, vor allem, wenn Sie, wie ich, bereits diverse qualvolle und letztendlich erfolglose Versuche unternommen ha-

ben. Aber man kann an der einfachsten Aufgabe scheitern, wenn man sie falsch anpackt. Mit der Allen-Carr-
Methode werden Sie ab dem Moment, in dem Sie Ihre
letzte Zigarette ausdrücken, Ihre neugewonnene Freiheit genießen.

Alle Kampagnen der oben genannten Institutionen
suggerieren Ihnen, es erfordere immense Willenskraft,
mit dem Rauchen aufzuhören. Sie empfehlen Nikotinprodukte oder andere Ersatzstoffe gegen die qualvollen Entzugserscheinungen. Damit bewirken sie einzig
und allein, dass Sie noch tiefer in die Falle rutschen. Sie
werden nicht entkommen, ehe Ihnen nicht zwei Dinge
klar sind:

- **Zum Aufhören braucht man keine Willenskraft.**

- **Der Entzug verursacht keine körperlichen Beschwerden.**

Ihre Nikotinsucht ist zu einem Prozent körperlich und
zu 99 Prozent mental. Wenn Sie aufhören, wird das Nikotin ziemlich schnell aus Ihrem Körper ausgeschieden,
und das verursacht keinerlei Schmerzen.

Könnte man das körperliche Empfinden vom psychischen isolieren, würde man allenfalls ein kleines Jucken
verspüren. Ich nenne es das kleine Nikotinmonster. Neben diesem gibt ein großes Monster. Es sitzt in Ihrem
Kopf und ist entstanden durch die Gehirnwäsche, mit

der Ihnen eingetrichtert wurde, Rauchen gebe Ihnen Halt, es sei ein Genuss und Sie könnten ohne Zigaretten nicht leben. Sinkt die Nikotinkonzentration in Ihrem Körper, gibt Ihnen das kleine Nikotinmonster einen sachten Tritt irgendwo in die Bauchgegend; das große Monster interpretiert ihn als:»Ich will eine Zigarette.« Das ist die Nikotinfalle – der raffinierte Mechanismus, mit dem Zigaretten Raucher zu Sklaven machen. Jede Zigarette verursacht das Verlangen nach der nächsten, um die Leere zu füllen, die entsteht, wenn das Nikotin im Körper abgebaut wird. Und so geht es endlos weiter, von einer Zigarette zur nächsten.

DER NIKOTINFALLE ENTKOMMEN

Wir müssen lediglich das große Monster aus Ihrem Kopf tilgen. Das geht nur auf eine einzige Weise, nicht mit Willenskraft, nicht mit Ersatzstoffen. Die einzige Möglichkeit, erfolgreich aufzuhören, ohne das Gefühl des Verzichts, besteht darin, die Gehirnwäsche rückgängig zu machen, die das große Monster in Ihrem Kopf entstehen lassen hat.

Dieses Buch wird Ihnen zeigen, wie Sie in die Nikotinfalle gelockt wurden. Es wird all die Mythen und Illusionen, die Sie gefangen halten, entmachten. Es wird Ihnen zeigen, wie Sie entkommen und Ihre Freiheit behalten können. Es wird Ihnen und Millionen anderer Raucher helfen, *endlich Nichtraucher zu werden.*

Um das zu erreichen, müssen Sie **alle** Anweisungen befolgen. Manches von dem, was ich sage, mag Ihnen lehrmeisterlich vorkommen. Doch das Ziel meiner Methode ist, dass Sie sich eine bestimmte Einstellung zu eigen machen. Diese Methode ist das Ergebnis von über 25 Jahren Erfahrung. Daher lautet mein **erster Hinweis:** Folgen Sie meinen Anweisungen, und zwar immer, unabhängig davon, ob ich Sie bitte, etwas zu tun oder etwas zu unterlassen.

Wichtig ist, dass Sie alles, was Sie lesen, wirklich verstehen. Tun Sie Dinge nicht als selbstverständlich ab, sondern durchdenken Sie alles von Grund auf. Hinterfragen Sie Ihre eigenen Sichtweisen und Vorurteile. Zu dem Zeitpunkt, an dem Sie Ihre letzte Zigarette rauchen, müssen Sie verstanden haben, warum es keinen Grund gibt, jemals wieder eine Zigarette rauchen zu wollen, und Sie dürfen nicht daran zweifeln.

Versuchen Sie jedoch nicht, weniger zu rauchen, während Sie dieses Buch lesen. Rauchen Sie weiter wie bisher, und hören Sie nicht auf, ehe ich Sie dazu auffordere. Keine Sorge, am Ende werden Sie Ihre letzte Zigarette mit großer Erleichterung ausdrücken.

Sie werden erfüllt sein vom beglückenden Gefühl neugewonnener Freiheit.

~~~~~~~~~~~~~~~~~~~~~~~~~~~~~~~ ZUSAMMENFASSUNG ~~

- Im Kopf des Rauchers spielt sich ein Tauziehen der Ängste ab.

- Machen Sie Bekanntschaft mit dem kleinen Nikotinmonster in Ihrem Körper.

- Nikotinentzug verursacht keine körperlichen Beschwerden.

- Lernen Sie das große Nikotinmonster in ihrem Kopf kennen.

- Die Sucht spielt sich zu 99 Prozent in Ihrem Kopf ab.

- Es gibt eine einfache Methode aufzuhören. Dazu benötigen Sie weder Willenskraft noch Ersatzstoffe.

- Rauchen Sie wie gewohnt weiter, bis Sie für den Schritt in die Freiheit bereit sind.

41

3.

Der Mythos

DAS MÄRCHEN VOM GENUSS

Raucher können sehr überzeugend sein, wenn Sie darüber sprechen, welchen Genuss ihnen eine Zigarette bereitet. Es gibt viele intelligente, willensstarke, selbstbewusste Menschen, die täglich nur ein paar Zigaretten rauchen. Sie versichern Ihnen, sie hielten es auch tagelang ohne Zigaretten aus, wenn sie einen entsprechenden Vorsatz fassten. Aber warum müssen diese Leute das so sehr betonen? Würden sie es ähnlich formulieren, wenn sie über den Spaß sprechen, den ihnen das Golfspielen bereitet? – »Sie werden es nicht glauben, aber wenn ich es mir vornehme, halte ich es auch tagelang ohne Golf aus.«

Schon lange, bevor wir in die Nikotinfalle tappen, wissen wir nur zu gut, dass es unwiderlegbare Argumente gegen das Rauchen gibt. Doch die Falle funktioniert so gut, dass fast jeder früher oder später eine Zigarette probiert. Fragen Sie einen Jugendlichen, warum er mit dem Rauchen angefangen hat, wird er sagen, dass er es genießt und es ihm Spaß macht. Dabei ist offensichtlich, dass es keinen Genuss bereitet: Geschmack und Geruch sind widerlich, und anfangs inhaliert niemand, weil das einen Hustenanfall oder Übelkeit auslösen würde.

Fragen Sie einen Raucher-Neuling ein paar Wochen später noch einmal, wird er antworten: »Ich mag den Geschmack und den Geruch.« Das ist nicht einmal gelogen; zumindest hält er es tatsächlich für wahr, aber im Grunde meint er damit, er hat sich an den ekelhaften Geschmack und Geruch gewöhnt. Und wieder einige Wochen später antwortet er auf dieselbe Frage: »Es entspannt mich. Es hilft mir, mich zu konzentrieren. Es gibt mir Sicherheit.«

In dieser kurzen Zeit hat sich die Zigarette auf wundersame Weise von etwas, das abstoßend schmeckte und roch, in etwas verwandelt, das nicht nur gut schmeckt und riecht, sondern sogar auch noch Halt bietet. Aber an der Zigarette hat sich nichts geändert, geändert hat sich die Wahrnehmung des Jugendlichen. Doch das hält nicht ewig an. Fragt man ein paar Jahre später nach, wird man vermutlich hören: »Es ist nur eine Gewohnheit.«

Warum sagen wir auf einmal nicht mehr, »weil es Spaß macht« oder »weil es mir Sicherheit gibt«, sondern: »Es ist nur eine Gewohnheit«? Weil wir ahnen, dass es uns weder den ersehnten Genuss bereitet noch einen wirklichen Halt gibt, und uns insgeheim wünschen, wir hätten niemals angefangen. An diesem Punkt sehen wir uns mit einem neuen Problem konfrontiert: Wenn wir versuchen, unter Aufbietung unserer Willenskraft aufzuhören, haben wir das Gefühl, einen Verzicht leisten zu müssen, und fühlen uns deshalb elend. Das führt letztendlich dazu, dass wir es nicht schaffen, aufzuhören. Nun wird uns allmählich klar, dass wir in der Falle sitzen.

Stellen wir dieselbe Frage noch einmal Jahre später, wenn das Stadium erreicht ist, in dem man spürt, dass jede einzelne Zigarette den Tod näher heranbringt, wenn man jede Nacht im Bett liegt und hofft, am nächsten Tag aufzuwachen und keine Lust mehr zum Rauchen zu haben, oder wenigstens genügend Willenskraft, um der Versuchung zu widerstehen. Jetzt kann die ehrliche Antwort nur lauten: »**Ich bin süchtig!**«

Unsere Vorwände, warum wir rauchen, ändern sich, nicht aber der wahre Grund dafür. Wir rauchen nur, um das Gefühl der Leere und Unsicherheit abzustellen, das mit der ersten Zigarette entstanden ist. Doch natürlich bringt keine Zigarette dieses Gefühl zum Verschwinden; im Gegenteil, jede Zigarette lässt es andauern und gewährleistet, dass wir es wieder und wieder verspüren, bis ans Ende unserer Tage.

Aber so muss es nicht bleiben. Sobald Sie die Gehirnwäsche und alle Illusionen und Irrtümer über das Rauchen überwunden haben, werden Sie es leicht finden, sich zu befreien. Hätten Sie von Anfang an auf Ihre natürlichen Instinkte gehört, wären Sie gar nicht erst in die Nikotinfalle getappt.

VERTRAUEN SIE AUF IHRE INSTINKTE

Im Laufe der Anpassung an unser modernes Leben haben wir viele der instinktiven Reaktionen, die für unser Leben und Überleben entscheidend sind, ausgehebelt. Der Körper des Menschen verfügt über angeborene Verhaltensmuster, deren stärkstes der Überlebensinstinkt ist. Das Überleben hängt von einer Reihe natürlicher Reaktionen ab, wie Angst, Schmerz oder Müdigkeit. Kurioserweise betrachten wir diese lebensnotwendigen Empfindungen oft als Schwächen. Man könnte Angst mit Feigheit gleichsetzen, doch ohne Angst vor Feuer, vor Höhe, vor dem Ertrinken oder vor Angriffen würden wir blindlings in alle möglichen lebensbedrohlichen Situationen schlittern.

In den Allen-Carr-Seminaren sagen Raucher oft:»Ich hab's mit den Nerven«, als ob Nervosität eine Krankheit wäre. Aber es ist nicht das schlechte Nervenkostüm, das sie zusammenzucken lässt, wenn jemand eine Tür zuschlägt, es sind die guten, funktionierenden Nerven. Der gleiche Instinkt veranlasst Vögel, beim geringsten Geräusch aufzufliegen und vor der Katze zu fliehen.

Genauso sind Müdigkeit und Schmerz nichts Schlechtes, sondern Warnzeichen. Müdigkeit sagt ihrem Körper, dass es Zeit ist auszuruhen. Schmerz sagt Ihnen, dass eine Stelle Ihres Körpers krank ist und Sie sich darum kümmern müssen.

Ich sagte oft im Scherz, ich habe meinem Hals das halbe Leben lang mit dem Rauchen geschadet und die andere Hälfte mit dem vielen Sprechen in meinen Kursen. Ich benutzte Sprays oder Tabletten gegen die Schmerzen. Aber das eigentliche Problem war nicht der wunde Hals. Mein Körper wollte mir sagen:»Gönne deiner Stimme eine Pause! Wenn du das nicht machst, bekommst du nur noch größere Probleme.« Indem ich die Schmerzen betäubte, anstatt meiner Stimme eine Pause zu verordnen, verhielt ich mich wie jemand, der die Ölwarnlampe im Auto abdeckt anstatt Öl nachzufüllen.

Jahrelang dachte ich, mein Raucherhusten würde mich irgendwann umbringen. Heute weiß ich, dass er mir vermutlich das Leben rettete.

Unsere moderne Medizin ist sehr oft darauf ausgerichtet, Schmerz vorübergehend auszuschalten, anstatt seine Ursachen zu beseitigen. Nehmen wir Schmerzmittel, unterwandern wir unser Immunsystem. Durch das Ausschalten des Schmerzes unterbinden wir die Signale an das Gehirn, die es veranlassen, eine Kampftruppe loszuschicken, die das Problem an der Wurzel packt. Hinzu kommt noch, dass viele der Medikamente, die wir nehmen – teilweise auch solche, die uns von unseren Ärzten verordnet werden – süchtig machen und wir uns an die Wirkung gewöhnen, sodass wir immer höhere Dosen davon nehmen müssen, um Entzugserscheinungen vorzubeugen und einen Anschein von Normalität herzustellen. Auf lange Sicht sind solche Verhaltensweisen zum Scheitern verurteilt.

Was das Rauchens anbelangt, erinnern sich die meisten von uns, dass die erste Zigarette scheußlich schmeckte. Das war eine Warnung unsers Körpers: »**Vorsicht, Gift! Finger weg!**«

Weniger intelligente Kreaturen würden dieser Warnung Gehör schenken, doch der Mensch wurde einer Gehirnwäsche unterzogen, die ihn lehrte, dies zu ignorieren. Raucher, die schon in der Falle sitzen, sagen: »Man gewöhnt sich an den Geschmack.« Nein, das tut man nicht.

Man gewöhnt sich daran, nichts zu schmecken.

Aber Ihr Körper gibt nicht auf. Er sendet andere Alarmsignale: Sie beginnen zu husten und verspüren Übelkeit – vielleicht müssen Sie sich sogar übergeben. Ihr Körper tut, was er kann, um Sie davon abzuhalten, den giftigen Rauch einzuatmen.

Ignorieren Sie diese Warnhinweise und rauchen weiter, lernt Ihr Körper, mit dem Gift umzugehen. Unser physisches System ist so ausgefeilt, dass Ihr Körper nun annimmt, Sie seien gezwungen, sich weiter selbst zu vergiften, und richtet es so ein, dass Sie den widerlichen Geschmack und Geruch nicht mehr wahrnehmen. Das Gleiche passiert, wenn Sie in einem Schweinestall arbeiten.

Wenn Sie vernünftig genug sind, mit dieser systematischen Vergiftung Ihrer selbst aufzuhören, beginnt Ihr Körper, diese unglaubliche Maschine, die angesammelten Giftstoffe auszuscheiden, und Sie erlangen wieder Ihre alte Form. Vorausgesetzt, Sie haben es noch nicht zu weit kommen lassen!

Aber warum vergiften wir uns weiter selbst, wenn unser Körper so schwer arbeitet, um uns vom Rauchen abzuhalten?

WIE UNSER VERSTAND UNS IN DIE IRRE FÜHRT

Die meisten Tiere verlassen sich auf ihre Instinkte, um zu überleben. Das menschliche Gehirn verlässt sich zum Teil auf Instinkte und zum Teil auf Schlussfolgerungen, die es aufgrund der ihm vorliegenden Informationen zieht. Es kann auf Erfahrungen aus der Vergangenheit zurückgreifen und dank Gedächtnis, Vorstellungskraft und der Fähigkeit zum Experimentieren neue, unbekannte Probleme lösen. Es profitiert dabei nicht nur von eigenen Erfahrungen, sondern kann aufgrund der menschlichen Fähigkeit, zu kommunizieren und Wissen zu speichern, auch auf die Erfahrungen und Ideen anderer Menschen, Generationen und Kulturen zurückgreifen. Unser Verstand hat sich in solchem Maße entwickelt, dass er die Arroganz besitzt, unsere Instinkte infrage zu stellen.

Wenn Logik und Instinkt im Widerspruch standen, setzte ich früher immer auf die Logik. Heute setze ich immer auf den Instinkt. Warum? – Weil ich weiß, dass der instinktive Teil meines Gehirns in vielem weit intelligenter ist als mein Verstand.

DIE LEERE FÜLLEN

Durch den Einsatz unseres Verstandes haben wir es so weit gebracht, dass wir unser Essen nicht mehr jagen und keinen Brennstoff mehr sammeln müssen und viele Gefahren gebannt sind. Läden, Kraftwerke, Küchenherde sowie Recht und Gesetz nehmen uns diese Aufgaben weitgehend ab. Wir neigen dazu, unsere Instinkte ein wenig verächtlich zu betrachten, als etwas, das weit hinter unserem Intellekt rangiert. Diese Höherschätzung des Intellekts hat zu beachtlichen Errungenschaften geführt: Musik, Kunst, Literatur, Sport und Wissenschaften heben uns von anderen Lebewesen auf der Erde ab. Doch hat unser Verstand auch größere Schrecken in die Welt gesetzt, als sich jedes rein instinktiv handelnde Wesen ausdenken könnte.

Das Problem beginnt mit der Geburt. Der Schock der Geburt lässt uns verzweifelt auf der Suche nach Sicherheit zurück. Wir finden sie in der Person unserer Mutter. Unsere Bedürftigkeit und Verletzlichkeit bleibt unsere gesamte Kindheit hindurch bestehen, und wir werden oft von der harten Wirklichkeit abgeschirmt, indem man uns in eine Traumwelt entführt.

Über kurz oder lang finden wir heraus, dass es weder den Weihnachtsmann noch die Elfen gibt. Wir betrachten unsere Eltern, die bis dahin unsere Felsen in der Brandung waren, und es dämmert uns allmählich, dass sie nicht die unerschütterlichen Stützpfeiler sind, für die wir sie gehalten hatten, sondern die gleichen Schwächen und Ängste haben wie wir.

Diese Desillusionierung hinterlässt eine Leere in uns, die wir mit der Bewunderung für Popstars, Schauspieler, Prominente aus dem Fernsehen und Sportler zu füllen versuchen. Wir erschaffen uns unsere eigene Fantasiewelt. Wir erheben diese Leute in den Stand von Göttern und schreiben ihnen Eigenschaften zu, die sie in der Realität gar nicht haben. Wir möchten uns im Glanz ihres Ruhmes wärmen. Anstatt aus eigener Kraft reife, starke, selbstsichere und einzigartige Individuen zu werden, werden wir bloße Vasallen, leicht zu beeindruckende Fans, die für alle möglichen Versuchungen anfällig sind.

Wir müssen die Sicherheit unseres Zuhauses verlassen und zur Schule gehen, wo wir mit neuen Ängsten und Unwägbarkeiten konfrontiert werden. Angesichts dieser Verunsicherung und Instabilität suchen wir nach Halt, eine kleine Hilfestellung hier und da. Da springt unser Verstand ein mit einer Lösung, die uns seit früher Kindheit einprogrammiert wurde: »Was machen Erwachsene, wenn Sie kurzfristig Halt brauchen? Sie rauchen eine Zigarette oder genehmigen sich einen Drink.«

Ist es wirklich verwunderlich, dass junge Leute das Rauchen ausprobieren? Auch Sie haben das getan. Unsere Gesellschaft programmiert die folgenden Generationen darauf, drogensüchtig zu werden.

Unsere Fähigkeit, Informationen aufzunehmen und zu kommunizieren, ist ebenso ausgeprägt wie unsere Fähigkeit, Fehlinformationen aufzunehmen und weiterzugeben.

Es scheint, als sei unsere Intelligenz der Fehler im System; doch genau genommen ist der Fehler im System unsere Unfähigkeit, unseren Verstand richtig einzusetzen. Es ist, als würde ein Fabrikarbeiter eine Sicherheitsvorrichtung aus einer Maschine entfernen, um dadurch die Produktion zu beschleunigen – mit dem Resultat, das sein Arm ein Stück kürzer wird.

VERSTAND GEGEN INSTINKT

Wenn der Verstand über den Instinkt siegt, geraten unsere ursprünglichen menschlichen Verhaltensmuster durcheinander. Um wieder Ordnung herzustellen, ist es nötig, echte Instinkte von gewohnheitsmäßigen Reaktionen zu unterscheiden, die das Ergebnis falscher Annahmen und Sichtweisen sind, die in unser Gehirn einprogrammiert wurden.

In unserer heutigen Welt dominiert unser Verstand unsere Instinkte, wodurch Reaktionen entstehen wie der Griff nach Aspirin, wenn wir Kopfschmerzen ha-

53

ben – Reaktionen, die nichts mit unserer Natur zu tun haben. Wir haben den von Instinkten geleiteten Teil unseres Gehirns mit Fehlinformationen aus der Bahn gebracht, die nun in unsere Programmierung aufgenommen sind. Wir haben nicht das Bedürfnis zu rauchen, bevor wir in die Nikotinfalle tappen; doch sitzen wir in der Falle, geraten wir immer wieder in Situationen, die wir als Auslöser verstehen, uns eine Zigarette anzustecken. Seit wir überzeugt sind, dass Rauchen entspannt und die Konzentrationsfähigkeit steigert, dass es Langeweile und Stress vertreibt und uns zu mehr Selbstvertrauen verhilft, greifen wir nun bei den unterschiedlichsten Gelegenheiten ganz automatisch zu einer Zigarette.

Wie können wir unser Gehirn in jenen gesegneten Zustand zurückversetzen, in dem wir nie eine Zigarette wollten oder brauchten? Zum jetzigen Zeitpunkt mag Ihnen das schwierig erscheinen, wenn nicht sogar unmöglich, doch es ist nicht nur möglich, es ist sogar extrem einfach! Sie brauchen nichts weiter zu tun, als Ihren Verstand richtig zu benutzen und die durch Falschinformationen ausgelösten Reaktionen durch solche zu ersetzen, die auf richtigen Informationen beruhen. Das folgende Beispiel zeigt Ihnen, wie einfach das ist. Sehen Sie sich das nachstehende Bild an, lassen Sie Ihrer Phantasie freien Lauf und schauen Sie, ob Sie etwas damit anfangen können.

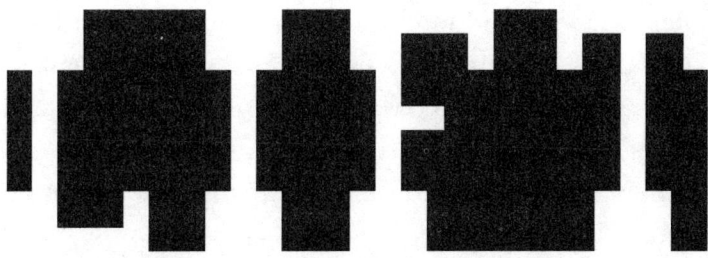

Wenn das Bild für Sie wie eine Ansammlung konfuser Zeichen aussieht, bewegen Sie das Buch langsam von sich weg und konzentrieren Sie sich auf die weißen Zwischenräume anstatt auf die schwarzen Formen. Dann werden Sie das Wort LIFT erkennen.

Holen Sie das Buch nun wieder näher heran, bleibt das Bild klar erkennbar. Warum haben Sie es nicht gleich erkannt? Weil Ihr Verstand erst versuchte, in den schwarzen Formen etwas zu erkennen anstatt in den Zwischenräumen. Es wollte ein Rätsel lösen, das schwarz auf weiß gedruckt war, dabei verhält es sich genau umgekehrt. Warum lässt sich unser Gehirn so leicht in die Irre führen? Weil uns die Erfahrung lehrt, dass Hintergrund weiß ist und die darauf gedruckte Information schwarz, wie überall sonst in diesem Buch.

Versuchen Sie jetzt einmal, die Formen anzusehen und nicht das Wort LIFT zu erkennen. Es geht nicht, oder? Ihr Verstand weiß nun, dass es da steht, und Sie können ihm nichts anderes mehr vormachen. Dasselbe passiert, wenn Sie das Rauchen als das betrachten, was es tatsächlich ist; und sobald Sie die Wahrheit einmal erkannt haben, können Sie nicht mehr dahinter zurück.

Spielt es eine Rolle, dass all die Dinge, die wir aufgrund der Fehlprogrammierung unseres Gehirns glauben – Rauchen entspanne, verleihe Selbstvertrauen, fördere die Konzentration und beseitige Stress und Langeweile –, nicht im Geringsten der Wahrheit entsprechen? Und ob, denn Rauchen bewirkt genau das Gegenteil, und schlimmer noch: Letztendlich bringt es Sie um.

Das alles wäre vielleicht weniger schlimm, wenn diese falschen Annahmen Raucher wirklich zu glücklicheren Menschen machen würden, aber dem ist nicht so. Raucher fühlen sich oft niedergeschlagen und reizbar, sie sind voller Selbstverachtung und Angst. So sieht die Realität aus. Deshalb hassen Sie auch die Vorstellung, Ihre Kinder könnten süchtig werden. Nicht nur, dass Rauchen Ihnen nicht hilft, sich besser zu fühlen, es ist die Ursache dafür, dass Sie sich viel schlechter fühlen als zuvor.

Wenn Sie einem echten Instinkt folgen oder ein darauf beruhendes Bedürfnis erfüllen, wie zum Beispiel dasjenige, zu essen und zu trinken, führt dies dazu, dass

Sie sich besser fühlen, und das verschafft Ihnen einen ganz ursprünglichen Genuss. Rauchen dagegen verursacht ein künstliches Gefühl der Unsicherheit und Leere. Als Raucher versuchen Sie, diese Leere wiederum durch das Rauchen zu füllen und bewirken dadurch nur, dass Sie noch länger darunter leiden. Die Leere entsteht ja genau durch das Mittel, mit dem Sie sie bekämpfen wollen, die Zigarette. Sucht schafft eine innere Leere, die nur durch die Überwindung der Sucht gefüllt werden kann.

Einigen wenige Teilnehmern in unseren Seminaren gelingt es nicht, nach dem ersten Seminar mit dem Rauchen aufzuhören. Manche sagen dann: »Ich habe alle Ihre Hinweise befolgt. Ich habe alles verstanden. Ich sagte mir ständig selbst: Zigaretten sind zu rein gar nichts gut. Ich sagte mir andauernd, dass ich keine Zigarette brauche oder will. Warum hat es trotzdem nicht geklappt?«

Harte Fakten

Bei jedem einzelnen Raucher ist die Wahrscheinlichkeit erhöht, dass er an den Folgen seines Zigarettenkonsums frühzeitig stirbt.

Die Antwort liegt schon in der Frage. Warum müssen sie sich ständig selbst sagen, dass Zigaretten zu nichts nütze sind und sie sie nicht brauchen oder wollen?

Ich weiß, dass Heroin mir in keiner Weise nutzt und dass ich es weder brauche noch will, aber ich muss mir das nicht dauernd versichern. Die Tatsache, dass diese Raucher sich das die ganze Zeit über sagen müssen, zeigt, dass sie im Grunde daran zweifeln. Sie glauben es nicht wirklich. Um noch einmal das Bild mit dem Wort LIFT heranzuziehen: Sie wissen und haben verstanden, dass der Schlüssel nicht in den schwarzen Formen, sondern in den weißen Zwischenräumen liegt, sind aber trotzdem nicht in der Lage, das Wort LIFT zu erkennen.

Wissen allein ist nicht unbedingt ausreichend, um über die Nikotinfalle zu siegen. Sie müssen die Falle verstehen und der Wahrheit Glauben schenken, dass Rauchen kein echter Genuss ist und Ihnen weder Halt noch etwas anderes Positives gibt. Im Rahmen der Geld-zurück-Garantie können die wenigen Raucher, die nach dem ersten Seminar nicht aufgehört haben, kostenlos an einem zweiten teilnehmen. Spätestens wenn sie dieses absolviert haben, haben die allermeisten Raucher nicht nur das nötige Wissen und Verständnis gewonnen, sondern auch die Überzeugung, die nötig ist, um ein glücklicher Nichtraucher zu werden.

Ich werde Ihnen alles genau erklären: Warum Rauchen überhaupt keinen Nutzen für Sie hat. Warum es Ihnen nicht fehlen wird. Warum Sie mehr Freude am Leben haben und mit Stress besser umgehen können werden – und warum es einfach ist aufzuhören. Mag sein, dass Sie schon jetzt verstehen, was ich sage. Doch um erfolgreich zu sein, müssen Sie noch einen Schritt weiter gehen:

Sie müssen es glauben.

EINE ALTBEKANNTE GESCHICHTE

Wenn Sie Ihre zweite Zigarette rauchen, fangen Sie an, unaufrichtig zu werden, gegenüber anderen und gegenüber sich selbst. Sie haben bereits einen Schwur gebrochen, den die meisten Jugendlichen irgendwann einmal abgelegt haben: »Ich werde niemals so idiotisch sein und süchtig nach Zigaretten werden.« Und es ist nur eine Frage der Zeit, wann Sie den zweiten Schwur brechen: »Vielleicht nehme ich gelegentlich eine von einem Freund an, aber niemals werde ich mir selbst welche kaufen!«

Jugendliche glauben, man werde erst süchtig, nachdem man sich antrainiert hat, den Geschmack und Geruch zu mögen. Wie alle Drogen bekommt man auch die erste Zigarette von Freunden. Man hat keine Hemmungen, ein solches Angebot anzunehmen, denn in diesem Stadium hat man weder darum gebeten, noch will man sie wirklich. Man hat sogar das Gefühl, dem Freund einen Gefallen zu tun, wenn man ihm beim Rauchen Gesellschaft leistet.

Doch rasch kommt die Phase, in der man den Freund immer wieder um eine Zigarette bittet, bis dieser schließlich sagt: »Kauf dir doch endlich selbst welche.« Kleinlaut gehorcht man. Aber will man sich an diesem Punkt nur für die geschnorrten Zigaretten revanchieren, oder hat man schon das Gefühl, man brauche eine Zigarette und habe keine andere Wahl, als sich selbst welche zu kaufen?

Wir sprachen bereits von der inneren Leere, die das Rauchen entstehen lässt. Genauer betrachtet ist es so, dass Rauchen eine Leere, die bereits existierte, verstärkt. Vom Geburtsschock an bis zu den Unsicherheiten in der Pubertät sind wir anfällig für Gefühle der Leere und Unsicherheit; die Anforderungen des modernen Lebens und der Druck, unter dem die meisten von uns stehen, verstärken sie noch.

Verführt von dem Mythos, Rauchen sei beruhigend und entspannend, stecken sich die meisten Jugendlichen irgendwann eine Zigarette an. Das Nikotin wird anschließend im Körper abgebaut und lässt eine noch größere Leere zurück. Nach der nächsten Zigarette stellt sich ein Gefühl der Sicherheit und Zufriedenheit ein. Ein neues Opfer ist in die Nikotinfalle getappt.

Je raffinierter so eine Falle ist, umso gefährlicher ist sie. Denken Sie nur an eine fleischfressende Pflanze: Angelockt vom süßen Duft ihres Nektars, lässt sich eine Fliege an oberen Rand der Pflanze nieder. Die Fliege hat keine Angst. Warum auch? Sie besitzt doch Flügel und kann jederzeit wegfliegen. Doch warum sollte sie? Der Nektar ist köstlich. Also wagt sich die Fliege tiefer in die Pflanze hinein, gleitet an ihren zuckrigen Seitenwänden nach unten, und obwohl sie versucht, sich zurück nach oben zu arbeiten, weil sie da unten im Dunkeln nun doch Gefahr wittert, ist der Nektar zu gut, um ihm zu widerstehen, und sie unterdrückt den Instinkt wegzufliegen, bis ihr – nun leider zu spät – klar wird, dass nicht sie die Pflanze auffrisst sondern genau umgekehrt.

Die Nikotinfalle funktioniert wie diese fleischfressende Pflanze, nur noch raffinierter.

In der Nikotinfalle gibt es keinen Lockstoff. Im Gegensatz zum Nektar, der die Fliege anzog, schmecken die ersten Zigaretten scheußlich. Jegliche Angst scheint damit unbegründet: »Nach dem Zeug werde ich niemals süchtig!«

Doch wie die Fliege das ganze Ausmaß ihres Schlamassels erst erkennt, wenn es kein Zurück mehr gibt, realisieren Raucher erst, dass sie tatsächlich süchtig sind, wenn sie bereits in der Nikotinfalle sitzen. Viele Raucher bemerken bis an ihr Lebensende nicht, dass sie drogensüchtig sind. Sie glauben, alles unter Kontrolle zu haben und nur zu rauchen, weil sie es genießen. Erst wenn sie entkommen wollen, erkennen sie, dass sie in einer Falle sitzen.

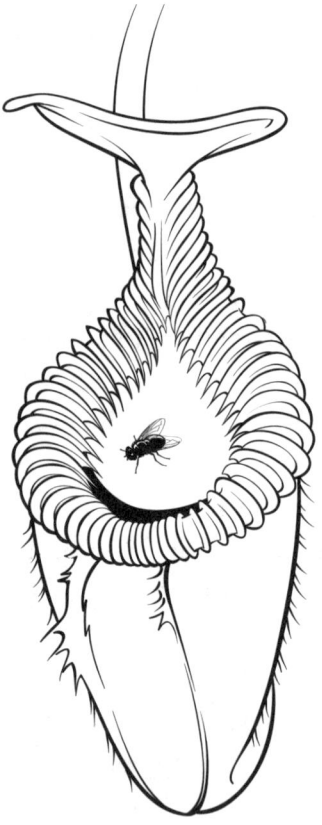

Die fleischfressende Pflanze: Wenn die Fliege bemerkt, dass sie in eine Falle geraten ist, ist es für sie schon zu spät. Für Raucher ist es nie zu spät, sich aus der Nikotinfalle zu befreien.

ES IST NIE ZU SPÄT, SICH ZU BEFREIEN

Manche Raucher geben vor, noch an das gute Image des Rauchens zu glauben: Wer raucht, ist cool, wie ein Filmstar. Andere haben bereits erkannt, dass sie bedauernswerte Junkies sind. Im Lauf der Jahre ändert sich bei den meisten Rauchern die Sichtweise, sie sehen sich selbst nicht mehr als cool, sondern als süchtig. Nie verläuft es anders herum.

Haben Sie die eigene Sucht erst einmal erkannt, durchschauen Sie allmählich auch die Täuschung. Sie lassen sich nicht länger weismachen, Rauchen sei ein Genuss und die Zigarette eine Stütze im Alltag, und Sie glauben auch nicht mehr, dass sie jederzeit aufhören können. In dieser Hinsicht ist die fleischfressende Pflanze weit grausamer als die Nikotinfalle. In dem Moment, in dem die Fliege bemerkt, dass sie in der Pflanze gefangen ist, gibt es für sie keine Rettung mehr. In dem Moment jedoch, in dem Sie die Funktionsweise der Nikotinfalle durchschauen, **können Sie ihr ganz leicht entkommen.**

Es ist eine der Raffinessen der Nikotinfalle, dass Sie selbst Ihr Gefängniswärter sind, aber genau das ist auch einer ihrer Schwachpunkte. Die Allen-Carr-Methode überreicht Ihnen den Schlüssel, der Ihnen den Weg in die Freiheit eröffnet. Sie müssen ihn nur benutzen.

Dazu ist es nötig, jenen Prozess umzukehren, der Sie in die Gefangenschaft geführt hat. Da die Annahmen, die Sie in die Abhängigkeit führten, nichts als Trugbilder sind, sind Sie frei, sobald Sie sie als solche entlarvt haben. Sie müssen dazu nur eines tun, nämlich auf die Wahrheit vertrauen:

Rauchen ist kein Genuss, und eine Zigarette gibt Ihnen keinen Halt.

Nikotin ist der Killer Nummer 1!

In Deutschland sterben jedes Jahr etwa
1000 Menschen durch illegale Drogen. Mehr
als 100 000 sterben durch Nikotin.

Sobald Sie das verstanden und akzeptiert haben, werden Sie überhaupt nicht mehr das Gefühl haben, auf irgendetwas verzichten zu müssen. Leichter gesagt als getan? Nicht, wenn Sie es richtig anpacken. Betrachten Sie es einmal so: Wenn Sie nicht selbst heroinsüchtig sind, ist es für Sie eine Horrorvorstellung, sich diese Droge zu spritzen. Warum aber denken Sie, hat ein Heroinsüchtiger dieses immense Verlangen, sich eine Nadel in den Körper zu stechen? Ist das etwas, worum Sie ihn beneiden? Natürlich nicht! Im Gegenteil, Sie bemitleiden ihn. Warum schätzen Sie die Sucht so anders ein als der

64

Süchtige? Könnte es daran liegen, dass dessen Sichtweise durch die Wirkung der Droge verschoben ist? Nichtraucher sehen Raucher ebenfalls aus einer völlig anderen Perspektive als diese sich selbst.

VERSUCHEN SIE, SICH MIT DEN AUGEN EINES NICHTRAUCHERS ZU SEHEN

Ich erinnere mich, welche Mühe es mich kostete, jeden Morgen aus dem Bett zu kommen, als ich noch Raucher war, und wie niedergeschlagen und antriebslos ich mich fühlte. Ich erinnere mich an den braunen Belag auf meiner Zunge. Ich erinnere mich an das Erstickungsgefühl bei der ersten Zigarette des Tages, an das Pfeifen in der Lunge, an den Husten und an das Nasenbluten. Ich prahlte gerne damit, nie erkältet zu sein. »In meiner Lunge überlebt kein Bazillus, weil ich so viel rauche«, war einer meiner Lieblingswitze. In Wahrheit sah es so aus, dass ich jeden Morgen so viel Schleim abhustete, der sich durch das Rauchen gebildet hatte, dass ich gar nicht beurteilen konnte, ob ich eine Erkältung hatte oder nicht. Ich erinnere mich an die braune Verfärbung an meiner Oberlippe, die ich jeden Morgen wahrnahm. Wenn ich versuchte, sie wegzurubbeln, bewirkte ich nur, dass daraus eine Rötung wurde. Einmal fragte mich ein Freund nach einer Pokerrunde, die eine ganze Nacht durch gegangen war, ob ich mir einen Schnauzer stehen lasse. Als er bei genauerem Hinsehen bemerkte, dass es eine Nikotinverfärbung war, war ihm das sehr peinlich. Überflüssig zu sagen, dass es einer anderen Person im gleichen Raum noch viel peinlicher war – mir. Doch auch das hielt mich nicht vom Rauchen ab.

Bei jedem Lächeln oder Lachen achtete ich darauf, meine Lippen geschlossen zu halten, weil ich mich für meine verfärbten Zähne schämte. Ich hasste es, zum Zahnarzt zu gehen, nicht weil ich Angst vor den Schmerzen hatte, sondern weil ich die unvermeidlichen Ermahnungen des Arztes fürchtete. Ich erinnere mich an die gequälten Blicke meiner Frau und meiner Kinder bei besonders hartnäckigen Hustenanfällen. An die Sorgen, die ich ihnen bereitete, wenn sie diese bemitleidenswerte Kreatur ansehen mussten, ihren Ehemann oder Vater, der sich langsam aber sicher umbrachte – ganz zu schweigen von dem Kummer, den ich selbst empfand, weil ich die Ursache ihrer Sorgen war. Und doch war ich nicht imstande, das zu ändern.

Wenn mein Geburtstag oder Weihnachten nahte, bat ich meine Familie, mir nichts zu schenken. »Ich habe alles, was ich brauche.« Insgeheim dachte ich aber. »Ich gebe so viel Geld für Zigaretten aus, das ich für etwas Besseres verwenden könnte, ich verdiene keine Geschenke.« Ich fühlte mich

unwohl, wenn jemand, selbst aus dem engsten Familien-
kreis, näher als drei Schritte an mich herankam. Ich scheu-
te die Nähe, aber nicht, weil ich die Menschen nicht mochte, sondern weil mir sehr wohl bewusst war, wie sehr mein
Atem, meine Kleider und mein Körper nach Zigaretten stan-
ken. Nicht einmal als Jugendlicher konnte ich es genießen,
ein Mädchen auf den Mund zu küssen, ohne mich zu sorgen,
ob ich nach Zigaretten roch.

Die stärkste Erinnerung an meine Zeit als Raucher ist, wie
sehr ich mich selbst dafür verachtete, nach etwas süchtig
zu sein, das mir zuwider war. Alles andere in meinem Leben
glaubte ich unter Kontrolle zu haben. Aber in puncto Zigaretten war ich ein Sklave, und ich hasste die Vorstellung, dass
auch andere das wussten. Es war demütigend. Ich hasste es,
darüber nachdenken zu müssen, ob ich genügend Zigaretten
bei mir hatte, ob das Flugzeug länger auf der Landebahn stehen würde und ob die nächste Person, die ich treffen würde,
Raucher oder Nichtraucher sei.

**Kommt Ihnen etwas davon bekannt vor? Betrach-
ten Sie sich von außen, mit den Augen eines Nichtrauchers. Das wird Ihnen helfen, die Trugbilder
aufzulösen, die Sie in der Nikotinfalle gefangen halten.**

Nun werden Sie vielleicht langsam ungeduldig und fragen sich, warum wir so lange darüber reden, anstatt endlich etwas zu tun, um Ihr Problem zu lösen. Es ist so: Ich behandle Sie hier wie einen Piloten in der Ausbildung. Ich möchte Sie nicht auf den Flug schicken, ehe Sie nicht ausreichend verstehen, wie alles funktioniert.

Doch sobald Sie die Falle kennen, in die Sie getappt sind, zeigt Ihnen die Allen-Carr-Methode einen einfachen Weg in die Freiheit.

»Es ist schon erstaunlich, dass Allen Carr, der kein geschulter Verhaltenstherapeut ist, geschafft hat, was unzähligen promovierten Psychologen und Psychiatern nicht gelang: eine einfache Methode zu finden, wie man mit dem Rauchen aufhören kann.«

Dr. William Green, Leiter der Psychiatrie
am Matilda Hospital in Hongkong

~~~~~ ZUSAMMENFASSUNG ~

- Unser Körper und unser Verstand sind mit Überlebensinstinkten ausgestattet. Manchmal schaltet unser Verstand die Instinkte aus, indem er ihnen falsche Informationen gibt und Trugbilder erschafft.

- Vom Tag unserer Geburt an sehnen wir uns nach Geborgenheit und Sicherheit.

- Wir sind Opfer einer Gehirnwäsche geworden: Wir denken, Rauchen sei ein Genuss und die Zigarette gebe uns Halt. So geraten wir in die Nikotinfalle.

- Die zweite Zigarette füllt die Leere, die durch die erste entstanden ist, und schafft die Illusion von Genuss oder Entlastung.

- Wir bemerken erst, dass wir in der Nikotinfalle sitzen, wenn wir versuchen, aus ihr zu entkommen.

- Es ist einfach zu entkommen, wenn man weiß, wie.

4.

Die ersten Schritte in die Freiheit

~~~~~~~~~~~~~~~~~~~~~~~~ **IN DIESEM KAPITEL** ~
- Wie Sie die lebenslange Gehirnwäsche unwirksam machen
- Was das Rauchen Ihnen bringt
- Wie Sie die Angst vor dem Aufhören in den Griff bekommen
~~~~~~

DIE LUST AUF ZIGARETTEN LOSWERDEN

Indem wir Ihre Einstellung ändern, erreichen wir, dass Sie keine Lust mehr auf Zigaretten haben. Damit ist der Weg frei, Sie bis ans Ende Ihres Lebens zu einem glücklichen Nichtraucher zu machen.

Also beschäftigen wir uns erst einmal damit, was an Ihrer gegenwärtigen Einstellung nicht stimmt. Das beseitigen

wir dann und lassen Logik und Vernunft die Gehirnwäsche rückgängig machen, der Sie seit Ihrer Kindheit ausgesetzt waren, lange bevor Sie selbst mit dem Rauchen
angefangen haben.

WARUM EHEMALIGE RAUCHER RÜCKFÄLLIG WERDEN

Ein Raucher in der Nikotinfalle ist wie jemand, der in einem
Kanalschacht feststeckt – er und ich, wir beide zusammen
können ihn da herausholen: Er hat den starken Wunsch, sich
zu befreien, und ich besitze das richtige Werkzeug dazu. Er
muss nichts weiter tun, als meine Hinweise zu befolgen. Ist
er aus dem Schacht heraus, hat er ein neues Problem: Er muss
aufpassen, nicht wieder hineinzufallen.

Es kommt oft vor, dass Raucher aufhören und immer
wieder anfangen. Wie können wir Ex-Rauchern helfen,
nicht wieder süchtig zu werden? Der Kanalschacht ist
eine physische Falle, Rauchen hingegen eine mentale,
eine Illusion. Denken Sie an die Abbildung mit dem
Wort im vorangegangenen Kapitel: Man fällt auf ein
Täuschungsmanöver kein zweites Mal herein, wenn man
es erst einmal durchschaut hat. Außerdem gibt es Millio-

nen Menschen, die durch das Leben gehen, ohne jemals in die Nikotinfalle zu geraten, obwohl sie derselben Gehirnwäsche ausgesetzt waren und obwohl sogar von ihnen viele annehmen, das Rauchen müsse den Rauchern irgendetwas geben.

Damit kommen wir zum eigentlichen Unterschied zwischen Rauchern und Nichtrauchern. Dass der eine raucht, der andere nicht, ist nicht alles. Die entscheidende Frage ist, warum es so ist. Niemand zwingt einen Raucher, sich eine Zigarette anzustecken. Er tut es aus eigenem Antrieb. Dass ein Teil seines Verstandes es lieber nicht täte oder er nicht versteht, warum er es tut, ändert daran nichts. Der wirkliche Unterschied zwischen Rauchern und Nichtrauchern liegt darin, dass letztere einfach **nie den Wunsch haben zu rauchen.** Die Allen-Carr-Methode befreit auch Sie vom Verlangen nach einer Zigarette – für immer. Sie werden frei sein!

Bei dieser Methode bedarf es keiner Willenskraft, um der Versuchung zu widerstehen, denn das Rauchen wird keine Versuchung mehr darstellen. Bleibt der *Wunsch* zu rauchen erhalten, hat man beim Aufhören immer das Gefühl, auf etwas verzichten zu müssen. *Dann* brauchen Sie Willenskraft, um dagegen anzukämpfen, und sind bis an Ihr Lebensende dem Risiko ausgesetzt, rückfällig zu werden. Wir beseitigen den Wunsch zu rauchen für alle Zeit, sodass Sie nicht dauernd das Gefühl des Verzichts mit sich herumtragen, rückfallgefährdet sind und unablässig Kraft aufwenden müssen, um der Versuchung zu widerstehen.

Halten Sie das für unmöglich? Falls ja, liegt das nur an Ihrer verzerrten Sichtweise auf das Rauchen. Nichtraucher verspüren ja auch nicht den Wunsch zu rauchen – genauso wenig wie Sie, bevor Sie in die Nikotinfalle tappten –, und es gibt Millionen von Ex-Rauchern, die es nie für möglich gehalten hätten, jemals aufzuhören, und es doch geschafft haben. Die Allen-Carr-Methode verdankt ihren weltweiten Erfolg einer einzigen Tatsache: Sie macht aus unglücklichen Rauchern glückliche Nichtraucher!

»Seine Methode ist mit keiner anderen vergleichbar, man wird von der Nikotinsucht befreit, noch während man raucht. Sie hat bei vielen meiner Freunde und Mitarbeiter funktioniert – ich bin begeistert.«

Sir Richard Branson, Gründer des Virgin-Konzerns

WAS BRINGT IHNEN DAS RAUCHEN?

Nehmen wir an, ich wollte Sie überreden, eine neue Droge auszuprobieren. Ich bin ehrlich und warne Sie, dass diese ausgesprochen gefährlich und in vielerlei Hinsicht mit Heroin vergleichbar ist. Ich verdiene ein

Vermögen mit dem Verkauf dieser Droge, und wenn ich auch Sie süchtig danach machen kann, mache ich noch mehr Profit. Ich gebe Ihnen alle wichtigen Informationen darüber.

Zuerst die Nachteile: Die Droge macht hochgradig süchtig, schon nach dem ersten Konsum, und sehr wahrscheinlich kommen Sie Ihr Leben lang nicht mehr von ihr los. Sie ist sehr teuer; ein Süchtiger gibt im Lauf seines Lebens mehr als 100 000 Euro dafür aus. Die erste Dosis schenke ich Ihnen, aber dann bitte ich Sie zur Kasse – egal, welchen Preis ich festsetze, Sie werden ihn bezahlen.

Es handelt sich um eine hoch wirksame Droge, an der jedes Jahr fünf Millionen Menschen sterben; damit ist sie weltweit die Todesursache Nummer eins. Sobald Sie anfangen, Sie zu konsumieren, werden Sie schlapp, kurzatmig und anfällig für alle Arten von Krankheiten. Sie verursacht schlechten Atem, Zahnverfärbungen, Probleme mit Bronchien und Lunge, Scham und Schuldgefühle. Sie schädigt allmählich Ihr Nervensystem, schwächt Ihre Zuversicht, Ihr Selbstvertrauen und Ihr Konzentrationsvermögen. Irgendwann werden Sie sich selbst verachten, weil Sie sich zum Sklaven einer Sache machen, die Ihnen zutiefst zuwider ist. Zu allem Überfluss wird es so sein, dass Sie sich umso abhängiger von dieser Droge fühlen werden, je mehr sie Sie nach unten zieht. Dazu kommt noch: Sie schmeckt grässlich.

Nun zu den Vorteilen ... Ja, was haben Sie davon, wenn Sie diese Droge konsumieren? – Nichts. Rein gar nichts! Sie werden davon nicht einmal »high«.

Was kostet Rauchen?

Der durchschnittliche Raucher in Europa gibt im Laufe seines Lebens etwa 100 000 Euro für Zigaretten aus (bei einem Konsum von 20 Zigaretten täglich und ausgehend vom aktuellen Preis).

Und, konnte ich Sie überzeugen, kaufen Sie diese Droge jetzt bei mir? Habe ich ein neues Opfer – ich meine natürlich, einen neuen Kunden? »Was soll das? Warum sollte jemand 100 000 Euro in die Luft husten, um sich damit in Krankheit und Elend zu stürzen?« Doch genau das tun Sie als Raucher.

Warum denkt man bei den Fakten, die ich eben aufgezählt habe, eher an Heroin als an Nikotin? Weil wir Heroinsucht als so widerlich, mitleiderregend und todbringend sehen, wie sie ist, während wir auf das Rauchen infolge unserer Gehirnwäsche einen anderen, verzerrten Blick haben. Um Ihre Sichtweise zu korrigieren, müssen Sie verstehen, dass Sie sich als Raucher in der gleichen Falle befinden wie ein Heroinsüchtiger. Auch

NUTZLOSE WARNUNGEN

Selbst die Warnungen vor dem Rauchen können irreführend sein. Wenn uns jemand erzählt, er habe eine Krankheit »im Endstadium«, dann verbinden wir damit etwas Aussichtsloses; wir gehen davon aus, dass der Tod dieses Menschen direkt bevorsteht. Lesen wir jedoch, wir könnten aufgrund unseres Zigarettenkonsums »vorzeitig sterben«, hat das bei Weitem nicht die selbe emotionale Schlagkraft. Was ist schon »vorzeitig«? Ein Raucher, der das liest, denkt nicht ernsthaft an seinen Tod. Er denkt: »Ja, vielleicht werde ich nicht so lange leben, wie ich leben könnte; aber was soll's!«.

Sie rutschen in einen Schacht, in dem es immer weiter abwärts geht. Doch im Gegensatz zur Fliege in der fleischfressenden Pflanze können Sie daraus entkommen, vorausgesetzt, Sie haben erkannt, dass Sie gefangen sind.

Das Wort »Heroin« erweckt bestimmte Assoziationen in uns, Bilder von Sucht, Sklaverei, Armut, Elend, Entwürdigung und Tod. Das entspricht auch dem, wie Heroinabhängigkeit in den Medien und in der Öffentlichkeit dargestellt wird – keiner serviert uns Bilder mit glücklichen, lachenden Heroinsüchtigen. Der glückliche, lachende Raucher hingegen ist eine Dauererscheinung in PR und Marketing der Tabakkonzerne. Die Botschaft an den Raucher lautet: der Raucher ist glücklich, weil er raucht. Aber das stimmt nicht. Sicher, es könnte ihm auch schlecht gehen, wenn er nicht rauchen würde, aber das ist wieder etwas anderes.

Wir werden die Illusionen aus unserem Kopf verbannen, die uns das Rauchen als Quelle der Sicherheit oder des Genusses sehen lassen, bis wir das reale Bild vor Au-

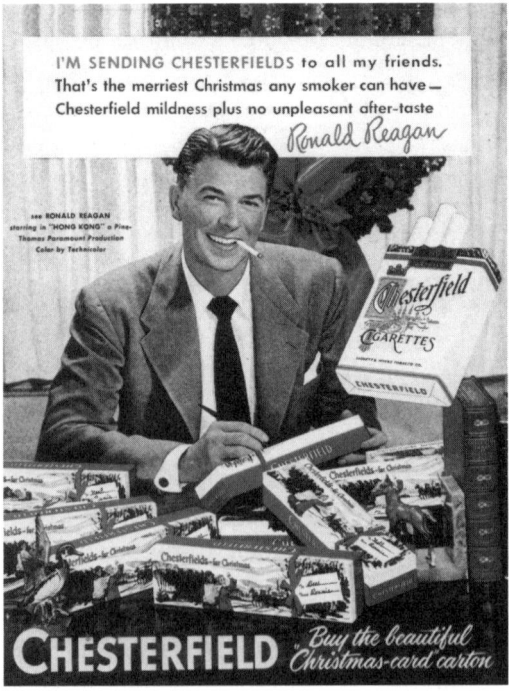

Ronald Reagan, als er noch Schauspieler war, in einer Zigarettenwerbung. Reagans Vater war Alkoholiker und rauchte drei Packungen Zigaretten täglich. Er starb mit 60. Reagan selbst hörte auf zu rauchen, als sein Bruder, der ebenfalls Raucher war, an Kehlkopfkrebs erkrankte.

gen haben, wie beim Heroin. Ihre Einstellung wird sich dadurch ändern, sodass Sie, sobald Sie ans Rauchen denken, gar keine Zigarette mehr wollen und nicht mehr das Gefühl haben, auf etwas verzichten zu müssen. Stattdessen werden Sie glücklich darüber sein, dass Sie keine Lust mehr auf eine Zigarette haben.

DIE ZWÖLF GESCHWORENEN

Sollten Sie Zweifel hegen, ob Sie mental wirklich umschwenken können und ob die Macht der Vernunft Ihre lange festgefahrenen Überzeugungen ins Gegenteil verkehren kann, sollten Sie sich den Film *Die zwölf Geschworenen* ansehen. Ein Teenager ist des Mordes an seinem Vater angeklagt. Es sieht nach einem einfachen Fall aus. Er drohte die Tat an, wurde anscheinend dabei beobachtet, es gibt Ohrenzeugen, er hat kein stichhaltiges Alibi und wurde mit der Tatwaffe gestellt. Der Film spielt im Geschworenenzimmer und verfolgt die Diskussionen der zwölf Geschworenen und eine Reihe von Abstimmungen. Bei der ersten Abstimmung entfallen elf Stimmen auf schuldig, bei einer Enthaltung. Der Geschworene, der sich der Stimme enthält (gespielt von Henry Fonda), kann seine Zweifel nicht logisch begründen; er pflichtet sogar den anderen bei, dass alles dafür spricht, dass der Junge schuldig ist. Doch irgendetwas passt einfach nicht, es ist einer jener Fälle, in denen der Verstand etwas anderes sagt als das Bauchgefühl. Fondas Zweifel veranlassen einen der anderen Geschworenen, auf eine kleine Unstimmigkeit in der Beweisführung hinzuweisen. Diese scheint zwar belanglos, führt aber zu weiteren Diskussionen. Die Geschworenen leisten Ermittlungsarbeit, und bei jeder weiteren Abstimmung werden es weniger, die für schuldig plädieren, bis die Geschworenen schließlich den Beweis erbringen, dass der Junge den Vater gar nicht ermordet haben kann.

Elf Mitglieder betraten den Geschworenenraum mit der festen Überzeugung, der Junge sei ein Mörder. Beim Verlassen des Raums waren alle zwölf von seiner Unschuld überzeugt.

Raucher kommen mit vorgefertigten Ansichten und in unterschiedlichen Stadien der Panik in unsere Seminare. Die meisten sind sichtlich nervös und viele ziemlich durcheinander. In ihrem Kopf tobt ein Kampf der Widersprüche, es geht drunter und drüber:

»Ich wäre so gerne frei, aber ich genieße es andererseits so sehr!«

»Die Zigaretten bringen mich um, aber wie soll ich es ohne sie aushalten?«

»Wenn ich nur an das Geld denke, das ich mir sparen könnte! Aber was ist mit den Entzugserscheinungen?«

»Meine Familie würde sich freuen, und ich wäre wirklich stolz auf mich, aber habe ich die nötige Willenskraft?«

»Werde ich ohne Zigarette jemals wieder ein Essen oder einen Drink genießen können?«

»Ist es wirklich möglich, jemals ganz frei davon zu sein, und ist jetzt der richtige Zeitpunkt zum Aufhören?«

Kein Wunder, dass die meisten Raucher echte Nervenbündel sind. Doch wie die Geschworenen in dem Film haben sie eine völlig andere Sicht auf die Dinge, wenn sie unsere Seminare verlassen, und alle Zweifel und Ängste haben sich in Luft aufgelöst.

Raucher leiden aufgrund des ständigen Entzugs die ganze Zeit über unter dem Gefühl der Leere und Unsicherheit. Nichtraucher kennen diese Probleme nicht. Sie loszuwerden ist einer der großen Vorteile des Aufhörens.

ANGST VOR DEM SCHEITERN, ANGST VOR DEM ERFOLG

Im folgenden Kapitel sehen wir uns die häufigsten Auslöser für das Rauchen an und beseitigen die falschen Sichtweisen, die ihnen zugrunde liegen. Doch vorher müssen wir uns mit der wichtigsten Begleiterscheinung der Drogensucht beschäftigten: **Angst.** Die Angst, nach dem Aufhören kein Essen mehr genießen zu können, kein Bier oder Glas Wein, kein geselliges Zusammensein, Stress nicht bewältigen oder sich nicht konzentrieren zu können; die Angst, Schreckliches durchmachen zu müssen, und die Angst, ein Leben lang ständig gegen die Versuchung ankämpfen zu müssen. Viele Raucher, die unsere Seminare besuchen, sagen: »Ich habe es noch nie versucht, weil ich solche Angst hatte zu scheitern.« Doch der wahre Grund ist die Angst vor dem Erfolg.

Strauße stecken angeblich den Kopf in den Sand, wenn sie Angst haben, Raucher stecken sich die nächste Zigarette an. Keine dieser beiden Handlungen löst das Problem, sie machen es nur noch schlimmer.

Wie die Angst vor dem Scheitern zum Erfolg beitragen kann, kann auch die Angst vor dem Erfolg zum Scheitern führen.

Wenn Sie darüber nachdenken, mit dem Rauchen aufzuhören, ist Angst vor dem Scheitern allerdings unsinnig. Im Grunde fürchten Sie sich vor einem Unglück, das bereits eingetreten ist: Sie sind Raucher! Sie können zwar sich selbst vorgaukeln, Sie rauchen aus purem Genuss und haben alles unter Kontrolle. Aber glauben Sie nicht, Sie könnten anderen etwas vormachen. Heute weiß wirklich jeder, dass Raucher süchtig sind und es entweder nicht schaffen aufzuhören, oder zu große Ängste haben, es überhaupt zu versuchen. Wenn Sie nicht anfangen, etwas zu verändern, gehören Sie auch für alle Zeiten zu denen, die es nicht schaffen.

Denken Sie, statt sich durch die Angst blockieren zu lassen, doch lieber an all das, was Sie gewinnen können. Stellen Sie sich vor, wie stolz Ihre Familie, Freunde und Kollegen sind, wenn Sie es schaffen, und daran, wie großartig Sie sich selbst fühlen werden.

Die Angst vor dem Scheitern bringt nur ein einziges wirkliches Problem mit sich: Sie könnte Sie vom Versuch aufzuhören abhalten. Haben Sie den Versuch erst einmal unternommen, wird die Angst vor dem Scheitern zum Gelingen beitragen.

Merkwürdigerweise kann statt der Angst vor dem Scheitern die Angst *vor dem Gelingen* das größere Hindernis sein. Das hört sich vielleicht absurd an. Warum sollte jemand Angst vor dem Erfolg haben? Wenn man Ihnen jedoch eingeredet hat, Zigaretten seien ein Hilfsmittel in stressigen Zeiten und Sie könnten ohne sie die kleinen Dinge des Lebens nicht genießen, ist die Vorstellung, sich niemals mehr eine Zigarette anstecken zu dürfen, in der Tat beängstigend.

Machen Sie sich eines klar: Die große Angst, die Raucher vor dem Aufhören haben, wird *durch das Nikotin verursacht* und nicht etwa abgemildert; niemals mehr mit dieser Angst kämpfen zu müssen ist einer der größten Vorzüge, die Sie genießen, wenn Sie frei von der Nikotinsucht sind.

Könnten Sie sich in Ihren Verstand und Ihren Körper nach drei Wochen des Nichtrauchens hineinversetzen, würden Sie denken: »Fühle ich mich tatsächlich so großartig?« Und das meine ich nicht nur in Bezug auf Gesundheit und Energie, sondern auch auf Selbstvertrauen und Mut.

Legen Sie die Zigaretten weg, und die Angst verschwindet gleich mit.

Im Moment können Sie sich ein Leben ohne Zigaretten nur sehr schwer vorstellen. Das geht den meisten Rauchern ähnlich, bis sie erfolgreich aufgehört haben. Nur auf eines kommt es an: **Seien Sie offen.**

Sie brauchten keine Zigaretten, ehe sie nikotinsüchtig wurden. Es gibt Millionen Nichtraucher, die das Leben in vollen Zügen genießen, und Millionen Ex-Raucher, die glaubten, sich niemals von der Sucht befreien zu können, und sich heute einer Lebensqualität erfreuen, von der Sie vielleicht gar nichts mehr ahnen.

Vielleicht haben Sie auch schon einmal mehrere Wochen, Monate oder sogar Jahre nicht mehr geraucht und es immer vermisst. Mit der Allen-Carr-Methode wird es anders – **vertrauen Sie mir.**

Was Sie in Ihrem Raucherdasein festhält, ist die Angst vor einem Leben ohne Zigaretten. Ich verspreche Ihnen, wenn Sie dieses Buch ganz lesen und alle Hinweise befolgen, werden Sie besser mit Stress zurechtkommen und viel mehr Freude am Leben haben. Sie werden sogar den Prozess des Aufhörens genießen.

MUNDPROPAGANDA

Nach meinem persönlichen Moment der Offenbarung fühlte ich mich dazu berufen, jeden einzelnen Raucher, der mir über den Weg lief, davon zu überzeugen, wie einfach das Aufhören ist und wie wunderbar man sich als Nichtraucher fühlt. Meine Frau wollte mich immer zurückhalten und meinte, diese Raucher wollten gar nicht aufhören, und ich würde mich nur unbeliebt machen. Aber ich ließ mich nicht davon abhalten.

Als ich die vielen Raucher, die meine Kurse besuchen wollten, nicht mehr aufnehmen konnte, tat mir das leid, also schreib ich das Buch *Endlich Nichtraucher!*, um meine Methode allen zugänglich zu machen. Dann schenkte ich allen Rauchern, die ich kannte, ein Exemplar. Ich dachte, wenn einer meiner Freunde ein Buch schreiben würde, wäre ich der Erste, der es liest, und sei es noch so schlecht. Es freute mich, dass viele das Buch lasen und mit dem Rauchen aufhörten. Doch ein paar hörten nicht auf, und ich war sehr irritiert, als ich später erfuhr, dass sie das Buch gar nicht gelesen hatten. Besonders aufgebracht war ich, als ich hörte, dass mein bester Freund sein Exemplar einfach weiterverschenkt hatte! Doch mir wurde bald klar, dass nicht mangelndes Interesse sie vom Lesen meines Buches abgehalten hatte. In meiner Begeisterung hatte ich die große Angst unterschätzt, die Rauchern allein schon der Gedanke an das Aufhören einjagt. Das Buch wurde zu einem der meistverkauften Ratgeber überhaupt. Einige Leser kritisierten mich jedoch, weil ich Raucher darin bitte, so lange weiterzurauchen, bis sie es ganz gelesen haben. »Wegen dieser Aufforderung las ich jeden Tag nur eine Zeile weiter«, gestanden sie. Doch hätte ich sie schon früher aufgefordert, ihre letzte Zigarette zu rauchen, hätten sie keine einzige Zeile mehr gelesen!

Nun sind wir so weit, dass wir die Ängste, Zweifel und Unsicherheiten beseitigen können, die Sie in der Nikotinfalle gefangen halten. Sie sollten gespannt sein, was kommt. Falls Sie sich aber wie kurz vor dem Weltuntergang fühlen, ändern Sie jetzt sofort Ihre Einstellung. Das ist der **zweite Hinweis**. Der erste lautete, alle weiteren Hinweise zu befolgen. Sie haben rein gar nichts zu verlieren. Jeder Raucher träumt davon, in der Stimmung aufzuwachen, in der Sie sein werden, wenn Sie dieses Buch zu Ende gelesen haben. Sie brechen aus einem Gefängnis aus. Niemand kann Sie aufhalten. **Lassen Sie die Angst hinter sich, und werden Sie frei!**

~~~ ZUSAMMENFASSUNG ~

- Sehen Sie das Rauchen und die Raucher als das, was sie wirklich sind.
- Ihre Nikotinsucht unterscheidet sich nicht von der Heroinsucht eines Junkies.
- Rauchen füllt die innere Leere nicht, sondern ruft sie hervor.
- Befolgen Sie **alle Hinweise** in diesem Buch.
- Seien Sie offen und gehen Sie die Sache ganz unbefangen an.
- Es ist irrational, Angst vor dem Scheitern zu haben. Wenn Sie es gar nicht versuchen, sind Sie bereits gescheitert.
- Die Angst vor dem Erfolg ist ein Produkt der Gehirnwäsche.
- Legen Sie Ihre Ängste ab, und Sie werden erfolgreich sein.
- Genießen Sie den Prozess des Aufhörens.

5.

Wo ist der Genuss?

GENUSS ODER SUCHT?

Die größte Illusion ist die, Raucher würden eine Zigarette genießen. In den Allen-Carr-Seminaren realisieren Raucher sehr schnell, dass der einzige Vorteil einer Zigarette darin liegt, den Nikotinentzug vorübergehend abzumildern, und, da jede Zigarette von neuem Entzugserscheinungen verursacht, alle Vorstellungen von Genuss nichts als Illusion sind. Doch manchmal scheinen sie unfähig, diese Erkenntnis auf ihr eigenes Rauchen zu übertragen, und denken weiterhin, sie würden wenigstens bestimmte Zigaretten genießen.

Kein Raucher hat jemals Genuss am Rauchen gefunden. Das ist eine gewagte Behauptung. Von den Billiarden Zigaretten, Zigarren und Pfeifen, die über Generationen hinweg geraucht wurden, war keine einzige wirklich ein Genuss? Das soll man glauben? Wie kann es möglich sein, eine so umfassende Illusion zu erschaffen? So unwahrscheinlich es klingt – **es ist wahr.** Niemand kann den Konsum von Nikotin genießen, egal in welcher Form er es aufnimmt, ob Rauchen, Schnupfen, Kauen oder über die Haut. Es ist wichtig, dass Sie das verstehen.

Fragen Sie einen x-beliebigen Raucher, was er daran wirklich genießt, nachdem er eine Zigarette halb geraucht hat. Die häufigste Antwort wird lauten: »Es schmeckt mir.« Doch unsere erste Zigarette schmeckte so grauenvoll, dass die meisten von uns dachten: »Wie kann man davon süchtig werden?« Aber warum rauchen wir dann eine zweite und dritte Zigarette?

Manche Raucher erklären, ihnen sei bewusst gewesen, dass sie sich erst an den Geschmack gewöhnen müssen würden. Das Bedürfnis, sich an den Geschmack dieser Droge zu gewöhnen, ist schon Beweis genug, dass man bereits süchtig ist. Auf diese Art und Weise funktionie-

LUST AUF EIN ZAUBERELIXIER?

Nehmen wir an, ich würde versuchen, Ihnen einen Zauber-
trank zu verkaufen, der die Konzentration steigert und Langeweile vertreibt, entspannungsfördernd wirkt und Stress
abbaut, köstlich schmeckt und riecht, die erotische Aus-
strahlung verstärkt, Gewicht reduziert und Sicherheit im ge-
sellschaftlichen Umgang gibt. Würden Sie auf das Geschäft
eingehen? Ganz bestimmt nicht – Sie würden mich als Schar-
latan bezeichnen. Doch genau das behaupten die Tabakkonzerne und die Raucher selbst vom Rauchen.

ren alle scheußlich schmeckenden, süchtig machenden
Giftstoffe: Erst geraten Sie in die Sucht, dann gewöhnen
Sie sich an den Geschmack – oder genauer gesagt, Sie
werden unempfindlich gegen ihn.

Natürlich ist Ihnen nicht klar, dass Sie bereits süchtig sind, Sie glauben immer noch, die Kontrolle zu haben.

*»Ich habe das Buch von diesem Allen Carr gelesen, und das
Verrückte daran ist: Solange man es liest, muss man weiterrauchen. Er sagt einem, wann man rauchen soll. Da heißt
es: ›So, jetzt rauch mal eine‹, und du denkst: ›Klar, mach*

ich‹. Und so rauchst du immer weiter, solange du das Buch liest. Der Kerl ist klasse. Du bist auf der letzten Seite, und er sagt: »So, jetzt rauchst du deine letzte Zigarette«, aber du weißt gar nicht mehr, ob du überhaupt noch rauchen willst. Am Ende fragst du dich: ›Soll ich wirklich? – Aber gut, wenn Allen Carr es so sagt ...‹ Das war's dann, du drückst sie aus, und damit hat sich die Sache. Seitdem rauche ich nicht mehr.«

Ashton Kutcher, Schauspieler

Viele Raucher geben an, den Geruch von Zigarettenrauch, den Nichtraucher abstoßend finden, zu mögen, auch wenn die meisten von ihnen es nicht ausstehen können, den Rauch anderer abzubekommen. Selbst wenn Ihnen der Geruch tatsächlich angenehm sein sollte: Worin liegt der Sinn des Ganzen? Ich mag auch den Geruch von Rosen, muss sie aber nicht rauchen!

Nachdem wir unsere Instinkte ausgeschaltet haben, lernen wir, das Rauchen zu ertragen, und verbinden den Geschmack und Geruch mit der Abschwächung der Entzugserscheinungen, was wir dann als Genuss empfinden. So wird die Illusion, Rauchen sei ein Genuss, stärker.

Dazu kommt die Annahme von Rauchern, Zigaretten zu bestimmten Anlässen seien etwas ganz Besonderes. Zu diesen besonderen Zigaretten gehört die erste am Morgen zum Kaffee, die nach dem Essen, zu einem alkoholischen Getränk, während einer Pause, wenn man gerade nach Hause gekommen ist, nach dem Sport, nach dem Sex und so weiter. Sie alle folgen auf eine Phase der Abstinenz und erscheinen deshalb so kostbar, weil das kleine Nikotinmonster seine Dosis fordert. Füttern Sie es nicht, werden Sie nervös und fühlen sich unwohl, und das große Monster sorgt dafür, dass eine an sich angenehme Situation zu einem Alptraum wird, weil Sie in Panik geraten.

Die Frühstückszigarette

Die erste Zigarette am Morgen schmeckt widerlich und verursacht Atemnot und Husten. Sie erscheint Ihnen nur so besonders, weil Sie die ganze Nacht ohne Nikotin auskommen mussten und das Füttern des kleinen Nikotinmonsters deshalb das Gefühl von Erleichterung in Ihnen auslöst. Die Benommenheit, die Sie dabei manchmal verspüren, ist kein Rausch, sondern die Reaktion des Körpers auf das Gift.

Raucher empfinden Zigaretten auch als etwas, das ihnen im Alltag Halt gibt, weil sie glauben, sie würden Stress mildern. Doch anstatt Stress abzubauen, ist Rauchen einer der Hauptauslöser dafür. Das Gefühl der Leere und Unsicherheit, das sich im Körper ausbreitet, wenn er unter Entzug steht, fühlt sich fast identisch an mit ganz normalem Stress. Die Entspannung, die man zu spüren glaubt, wenn man sich eine Zigarette ansteckt, kommt nur daher, dass der zusätzliche Stress, den man aufgrund des Entzugs verspürt, vorübergehend nachlässt. Nichtraucher kennen diese zusätzliche Art von Stress gar nicht. Als Raucher steht man daher immer stärker unter Stress als ein Nichtraucher.

Nikotin ist ein Suchtgift, gegen das der Körper Immunität entwickelt. Daher beseitigen wir selbst durch Rauchen das Gefühl der Leere und Unsicherheit infolge des körperlichen Entzugs vom Nikotin, ich nenne es das »Jucken«, nur teilweise. Also erhöhen wir die Dosis. Wir inhalieren intensiver, reduzieren die Zeitspanne zwischen zwei Zigaretten und wechseln zu stärkeren Marken.

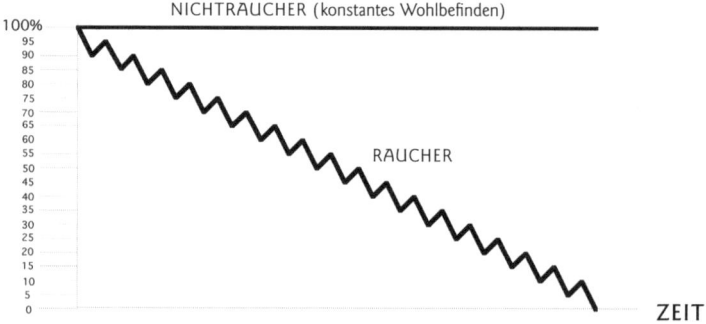

WOHLBEFINDEN

Die Grafik auf Seite 94 veranschaulicht, wie sich das körperliche Befinden von Rauchern und Nichtrauchern im Laufe der Jahre verändert.

In jedem Leben gibt es Höhen und Tiefen und besondere Belastungen, doch an dieser Stelle konzentrieren wir uns um der Klarheit willen ausschließlich auf die Auswirkungen des Rauchens auf Ihr Wohlbefinden im Lauf der Jahre. Dabei gehen wir davon aus, dass Sie sich bei 100 Prozent befinden, bevor Sie mit dem Rauchen anfangen. Als Raucher liegen Sie dauerhaft unter 100 Prozent, das heißt, unter dem Niveau, auf dem Sie sich als Nichtraucher befinden könnten. Warum? – Weil Sie permanent unter dem Nikotinentzug leiden, sich dessen aber nicht bewusst sind und Sie den Zustand als normal betrachten. Nehmen wir einmal an, Sie liegen wegen des kleinen Monsters zehn Punkte unter Ihrem Normalbefinden und machen fünf Punkte gut, wenn Sie sich eine Zigarette anstecken. Sie verspüren einen kleinen Schub, bleiben aber unter dem Niveau eines Nichtrauchers. Vielleicht denken Sie nun: »Na und, diese fünf Punkte sind auch nicht die Welt.« Würden Sie zu enge Schuhe anziehen, nur um es genießen zu können, sie wieder auszuziehen? Doch genau diesem Muster folgen alle Drogensüchtigen, aber nur, weil sie die Falle nicht erkennen, in der sie gefangen sind. Im Lauf der Jahre, die Sie rauchen, gleiten Sie auf der Skala immer tiefer nach unten, und Ihr Wohlbefinden, körperlich und mental, schwindet dahin.

Zunächst stört Sie das nicht, denn Sie glauben, Sie könnten jederzeit aufhören. Doch während Sie allmählich immer tiefer in die Sucht abrutschen, setzen schlimme Entwicklungen ein. Sie werden schlapp und kurzatmig. Ihre Bronchien werden in Mitleidenschaft gezogen, und Sie müssen immer häufiger husten. Die Angst vor Krebs wandelt sich von einer eher wenig wahrscheinlichen Möglichkeit zu einer immer größeren Bedrohung und wird insgeheim zu Ihrem ständigen Begleiter. Sie bemerken, dass nicht mehr Sie selbst darüber bestimmen, wann Sie rauchen, und dass das Rauchen nun Ihr Leben kontrolliert. Sie brauchen es und erkennen, dass Sie Ihr schwer verdientes Geld nicht für wirklichen Genuss oder eine kleine Stütze im Alltag ausgeben, sondern dass Sie sich zum Sklaven gemacht haben und das Risiko schrecklicher Erkrankungen auf sich nehmen. Der Level Ihres Wohlbefindens sinkt folglich immer weiter, und das »Hoch«, das Sie erleben, wenn Sie sich wieder eine Zigarette anstecken, fällt in Relation dazu immer geringer aus.

Es gibt aber auch eine gute Nachricht: Wenn Sie aufhören, erreichen Sie schnell wieder die Ebene des Wohlbefindens, auf der Sie sich Ihr ganzes Leben lang befunden hätten, hätten Sie sich niemals jene erste Zigarette angesteckt. Der körperliche Entzug von Nikotin ist leicht wegzustecken und in Kürze überstanden. Der Körper erholt sich innerhalb weniger Wochen, und vorausgesetzt, Sie sehen in der Zigarette kein Genussmittel oder kleines Hilfsmittel mehr, haben Sie auch nicht das Gefühl, etwas aufgegeben zu haben. **Sie sind frei.**

Machen Sie sich klar: Wir müssen uns gewaltsam über unsere Instinkte hinwegsetzen und den Verstand ausschalten, um überhaupt rauchen zu können. Angenommen, Sie hätten jedes Mal, wenn Sie sich eine Zigarette angesteckt haben, bewusst den abstoßenden Geschmack und Geruch wahrgenommen, an die 100 000 Euro gedacht, die Sie damit verschwenden würden, an die Sklaverei und daran, dass genau diese Zigarette diejenige sein könnte, die den Krebs zum Ausbruch bringt – denken Sie, Sie könnten Rauchen dann noch mit Genuss verbinden?

Nehmen Sie den Kopf aus dem Sand!

Ihre nächste Zigarette könnte wirklich die sein, die irgendwo in Ihrem Körper Krebs auslöst, ein Emphysem, Arteriosklerose, eine Herzerkrankung, chronisches Asthma, chronische Bronchitis, Osteoporose, Schlaganfälle, Diabetes, Lungenerkrankungen, Lungenentzündung, ein Aneurysma oder eine der vielen weiteren Erkrankungen, die Ärzte mit dem Rauchen in Verbindung bringen.

Manche Raucher sagen, für sie sei das Ritual der Genuss: das Öffnen der Packung, die Einladung an Freunde, das Hantieren mit der Zigarette, das Anzünden, die Hochglanzverpackung, die besonderen Feuerzeuge und Aschenbecher und so weiter. Das ist Unsinn. Kennen Sie irgendein Ritual, das wir nur um seiner selbst willen ausführen? Wenn es nur darum geht, könnten wir es doch auch einfach ein bisschen abwandeln und die Zigarette nicht anzünden, dann haben wir den Genuss am Ritual und ersparen uns den unangenehmen Teil: den schlechten Gesundheitszustand, das Schmuddelige, die Kosten, die Schlappheit, die Versklavung, die Entwürdigung und manches andere.

Sehen wir uns zum Vergleich das Ritual einer Mahlzeit an. Für bestimmte Essen ziehen wir uns schön an, holen das Tafelsilber hervor, das beste Porzellan, die geschliffenen Gläser und die Kerzenleuchter. Das alles steigert die Freude an dem Anlass. Doch würden wir das Ritual genießen, wenn wir wüssten, am Ende folgt gar kein gemeinsames Essen?

Wir halten an der Illusion, das Ritual des Rauchens zu genießen, nur fest, um eine im Grunde widerliche, abstoßende, unsoziale, teure und todbringende Sucht zu rechtfertigen.

WAS DER VORWAND, RAUCHEN SEI NUR EINE SCHLECHTE ANGEWOHNHEIT, ANRICHTET

Manchmal akzeptieren Raucher in unseren Seminaren zwar scheinbar die Tatsache, dass sie nikotinsüchtig sind, betrachten das Rauchen aber dennoch als Gewohnheit. Das ist ein praktischer Vorwand. So vermeiden Sie es, irgendetwas erklären zu müssen, und geben damit die Verantwortung ab. Es ist eine Gewohnheit, von der man nicht loskommt, also können sie nichts dagegen tun.

Sie müssen eines verstehen: **Rauchen ist keine Gewohnheit, sondern eine Sucht.**

Die Begriffe »Gewohnheit« und »Sucht« werden oft gleichbedeutend gebraucht. Dabei ist es wichtig, genau zwischen beidem zu unterscheiden.

Ich glaube, wenn man mir den Unterschied zwischen Gewohnheit und Sucht deutlich gemacht hätte, anstatt mir zu erzählen, wie ungesund, ekelhaft und kostspielig Rauchen ist, wäre ich nie in die Nikotinfalle geraten.

Warum ist diese Unterscheidung so wichtig? Weil die Überzeugung, Rauchen sei, zumindest partiell, eine Gewohnheit, die Annahme einschließt, es bringe wirklich echten Genuss mit sich oder leiste Hilfestellung in bestimmten Situationen. Weshalb hätten wir es uns sonst angewöhnt? Außerdem lassen wir uns zum Glauben verführen, wir könnten, vorausgesetzt, wir machen es uns nicht zu einer *regelmäßigen* Gewohnheit, gelegentlich eine Zigarette oder Zigarre rauchen, ohne süchtig zu werden. Die meisten Raucher in den Allen-Carr-Seminaren sind nach nur einem Durchgang erfolgreich. Die wenigen, die noch einmal kommen müssen, haben dazu kostenlos die Möglichkeit. Wir fragen sie im Seminar: »Warum haben Sie sich wieder eine Zigarette angesteckt?« Meist lautet die Antwort: »Ich weiß nicht, ich glaube, aus Gewohnheit.« Solange Sie den Unterschied zwischen Gewohnheit und Sucht nicht verstehen, werden Sie auch die Funktionsweise der Falle nicht verstehen und anfällig bleiben.

Wir wurden einer Gehirnwäsche unterzogen, die uns sagt, Rauchen sei eine Gewohnheit, und Gewohnheiten könne man nur schwer ablegen. Keine dieser Behauptungen hält einer genaueren Überprüfung stand. Rauchen ist keine Gewohnheit, es ist eine Sucht, und möchte man eine Gewohnheit ablegen, ist das eine einfache Sache. Wir gewöhnen uns Dinge an – zum Beispiel tun wir täglich etwas Bestimmtes zu einem bestimmten Zeitpunkt –, weil es uns das Leben leichter macht, und im Allgemeinen besteht keine Notwendigkeit, daran etwas zu ändern. Ich habe, seit ich denken kann, die Gewohnheit, mir morgens vor dem Duschen die Zähne zu putzen. Wollte ich diese Gewohnheit ändern und mir die Zähne lieber nach dem Duschen putzen, wäre das kein Problem! Warum finden wir es dann schwierig, eine Gewohnheit abzulegen, die uns umbringt, ein Vermögen kostet, grässlich schmeckt, schmutzig und abstoßend ist und die wir einfach nur loswerden möchten? Schließlich zwingt uns keiner, sie weiter zu pflegen, es handelt sich nicht um eine nervöse Zuckung, die wir nicht kontrollieren können, und wir müssen keine Prüfung ablegen, um sie loszuwerden.

Die Erklärung ist einfach: **Gewohnheiten haben *wir* unter Kontrolle, doch die Sucht hat *uns* unter Kontrolle.**

Wenn Sie die Nikotinfalle durchschauen, ist die Sucht viel leichter zu besiegen. Viele Raucher leben mit der Illusion, sie würden aus freien Stücken rauchen, weil es ihnen Genuss bereitet. Würden sie aber die Augen öffnen und sich alle Vor- und Nachteile des Rauchens vor Augen führen, kämen sie unweigerlich zu dem Schluss: »Du bist ein Narr. Hör auf damit!« Das ist der Grund, warum sich viele Raucher, genau wie andere Drogensüchtige, insgeheim für dumm halten.

Aber sie sind nicht dumm. Da ist nur ein mächtiger Faktor, der die Kräfteverhältnisse verschiebt. Man nennt ihn **Sucht.** Doch was verstehen wir darunter? Wir denken an eine unbekannte Macht, die uns zwingt, etwas gegen besseres Wissen zu tun. Wenn Sie versuchen aufzuhören, während Sie immer noch glauben, es sei eine Gewohnheit, denken Sie: »Ich verstehe nicht, warum ich rauche. Es ist nur eine Gewohnheit, die sich eingeschlichen hat, und vorausgesetzt, ich halte es lange genug ohne Zigaretten durch, wird das Verlangen irgendwann aufhören.« Machen Sie sich selbst nichts vor.

Sie rauchen nicht aus Gewohnheit, sondern weil Sie ein Gefangener der Nikotinfalle sind. Diese Falle ist so heimtückisch, dass sich Ihr Gehirn auch nach jahrelanger Abstinenz an den Irrglauben erinnert, dass Zigaretten in bestimmten Situationen zu helfen scheinen, und das kann Sie in Versuchung führen, sich wieder eine Zigarette anzustecken.

Diese Kraft, die dafür sorgt, dass sich Drogensüchtige immer weiter selbst zerstören und ein Leben im Elend führen – die Kraft, die wir »Sucht« nennen – ist im Grunde **Angst**. Angst, Sie könnten das Leben nicht mehr genießen oder bewältigen; Angst, Sie müssten Traumatisches durchmachen, wenn Sie aufhören; und Angst, vielleicht niemals frei vom Verlangen nach einer Zigarette zu sein.

Dabei erkennen Raucher nicht, dass die Zigarette diese Ängste nicht beseitigt, sondern sie verursacht. Nichtraucher leiden unter keiner dieser Ängste. Das Problem ist, dass Raucher einen falschen Eindruck von dem haben, was eine Zigarette bewirkt. Wenn Sie nicht rauchen, bemerken Sie das Gefühl der Leere und Unsicherheit, das entsteht, weil der Körper unter Entzug vom Nikotin steht. Wenn Sie sich eine Zigarette anstecken, wird es zum Teil beseitigt, und Ihr Gehirn glaubt fälschlicherweise, es läge an der Zigarette und diese sei etwas Positives. Je mehr das Rauchen Sie nach unten zieht, umso fester glauben Sie, dieses vermeintliche Hilfsmittel zu brauchen, und umso süchtiger nach der Droge sind Sie.

WARUM EIN GIFT IHNEN KOSTBAR ERSCHEINT

Das Gefühl der Leere und Unsicherheit, das sich im Körper ausbreitet, wenn er unter Nikotinentzug steht, fühlt sich ähnlich an wie Hunger. Eines der besonderen Merkmale von Hunger ist, dass er nicht mit körperlichen Schmerzen verbunden ist. Wir können es einen ganzen Tag ohne Essen aushalten. Vielleicht knurrt unser Magen, aber das tut nicht weh.

Mit dem Hunger gehen zwei zuverlässige Mechanismen einher: Erstens, wenn Essen verdorben ist, riecht und schmeckt es abstoßend, egal, wie hungrig man ist. Das ist für uns die Botschaft, es stehen zu lassen. Anders als beim Rauchen verstehen wir normalerweise den Hinweis, oder waren Sie schon einmal so hungrig, dass Sie ein verdorbenes Ei gegessen hätten? Zweitens, wenn Sie lange genug nichts gegessen haben, wird sogar eine Ratte zur Delikatesse. Das alles soll dafür sorgen, dass Sie überleben; es hat wenig mit Ihrem Willen zu tun, sondern läuft unbewusst ab.

Die Ähnlichkeit zwischen Hunger und Nikotinentzugserscheinungen ist einer der Gründe, warum wir nicht in der Lage sind, das Rauchen als das zu sehen, was es tatsächlich ist. Da wir bestimmte Essgewohnheiten haben, wie feste Essenszeiten oder eine Packung Erdnüsse zu einem Bier, halten wir Essen für eine Art Angewohnheit. Analog dazu halten wir auch Rauchen für eine Gewohnheit. Wir wissen natürlich, dass wir Essen brauchen, und wir genießen es, was die Illusion verstärkt, wir bräuchten auch Zigaretten und würden sie genießen. Warum sollten wir sonst Verlangen nach ihnen verspüren?

Aber ist Essen eine Gewohnheit? Was würde passieren, wenn Sie diese Gewohnheit ablegen würden? Richtig! Essen ist ganz klar keine Gewohnheit, es ist überlebensnotwendig. Es erscheint uns nur als Gewohnheit, weil wir unseren Hunger zu bestimmten Zeiten stillen, mit bestimmten Lebensmitteln und begleitet von bestimmten Ritualen.

Als Süchtiger haben Sie Verlangen nach Gift. Das Verlangen nach Nikotin ist Hunger nach Gift. Die Sucht schafft die Illusion eines Verlangens. Verlangen als solches, ob nach etwas Gutem oder etwas Schlechtem, ist nichts Angenehmes. Sie haben das Gefühl, Ihnen fehle etwas, und sind unzufrieden. Je länger das Verlangen andauert, desto mutloser und unsicherer werden Sie.

Den Hunger nach Essen zu stillen ist ein gutes Gefühl und ein *echter* Genuss. Sie können jeden Bissen auskosten und das Gefühl der Leere für mehrere Stunden beseitigen. Der Versuch, das Verlangen nach Nikotin zu stillen, bringt keinen Genuss. Sie müssen Ihren eigenen Körper vergiften und sich selbst die Luft zum Atmen nehmen. Sie müssen Ihren Verstand überlisten, damit Sie den abstoßenden Geschmack und Geruch nicht wahrnehmen, und verspüren keine wirkliche Befriedigung, weil die Zigarette noch größeres Verlangen hervorruft.

Raucher sind nie auf der Gewinnerseite. Wenn sie rauchen, wünschen sie, sie könnten es bleiben lassen. Doch wenn sie nicht rauchen können, erscheint eine Zigarette als etwas ausgesprochen Kostbares. Dann jammern sie herum wegen eines Genusses oder einer Entlastungsmöglichkeit, die gar nicht real sind. **Wollen Sie nicht lieber frei sein, statt ein Sklave Ihrer Sucht zu sein?**

Wenn Sie Raucher sind, dann stecken Sie sich jetzt eine Zigarette an, nehmen sechs tiefe Lungenzüge von dem krebserregenden Zeug und fragen sich: Was ist daran so kostbar? Wo liegt der Genuss?

- Noch nie hat ein Raucher das Rauchen wirklich genossen.
- Rauchen nimmt Ihnen die Lebensqualität.
- Rauchen ist keine Gewohnheit, sondern eine Sucht.
- Die Sucht schafft die Illusion, rauchen zu müssen.
- Das Verlangen nach Nikotin ist Hunger nach Gift.
- Anstatt Entspannung zu bewirken, verursacht Rauchen Stress.
- Verabschieden Sie sich von der Illusion, Rauchen sei ein Genuss.

6.
Sie brauchen keine Willenskraft

- Fehlt es Ihnen an Willenskraft?
- Was würden Sie für eine Zigarette tun?
- Warum uns die Willenskraft manchmal im Weg sein kann

ONKEL FREDS GESCHICHTEN

Die meisten Raucher halten sich selbst insgeheim für willensschwach und dumm, weil sie immer noch nicht aufgehört haben. Doch in Wirklichkeit sind sie genauso willensstark und intelligent wie alle anderen in unserer Gesellschaft; erfolgreiches Aufhören hat nichts mit Willenskraft zu tun.

Wenn ich mit meinen Mitarbeitern weltweit Telefonkonferenzen halte, bereitet uns oft ein Typus Probleme,

107

den wir »Onkel Fred« nennen. Fred ist Anfang 80 und erzählt, wie er im Zweiten Weltkrieg zu rauchen anfing, wie die Zigaretten ihm in der Armee beim Überleben halfen, und dass sie angesichts seiner kleinen Rente der einzige Genuss seien, der ihm geblieben ist. Dann beschreibt er jenen schrecklichen Tag, an dem die Regierung die Nikotinsteuer anhob. Nun war er nicht mehr bereit, sich dermaßen das Geld aus der Tasche ziehen zu lassen. Er beschloss aufzuhören.

Fred erklärt stolz, wie nach drei Monaten, in denen er die Wände hätte hochgehen können, seine Willenskraft die Oberhand bekam, und dass er seither nicht mehr geraucht habe. Angesichts der Tatsache, dass es bei der Allen-Carr-Methode keiner Willenskraft bedarf um aufzuhören, ist Freds Geschichte nicht unbedingt ein gutes Beispiel, vor allem weil sie immer mit demselben Fazit endet: »Erzählen Sie mir bitte nicht, man braucht keine Willenskraft. Ich weiß nur zu gut, dass man sie braucht.«

Ist Fred ernsthaft der Meinung, Zigaretten können uns in schwierigen Zeiten überleben helfen? Hält er das Rauchen wirklich für die einzige Freude in seinem Leben? Und hat er wirklich nur aufgehört, weil er es sich nicht mehr leisten kann? Fred hat im Lauf seines Lebens schon viele Preiserhöhungen miterlebt, warum hat es ihm nicht schon früher gereicht?

Freds Erklärungen sind nicht stimmig; seine Behauptung, man könne niemals ohne Willenskraft aufhören, entspricht nicht der Wahrheit. Wenn Sie der Meinung sind, Ihr Problem sei mangelnde Willenskraft, liegt es nur daran, dass Sie noch immer nicht verstanden haben, wie die Falle, in die Sie geraten sind, funktioniert.

Fragen Sie sich einmal selbst, ob Sie auch in anderen Bereichen willensschwach sind, oder nur, wenn es um das Rauchen geht. Vielleicht essen und trinken Sie zu viel. Wir werden später sehen, wie das mit dem Rauchen zusammenhängt.

Wenn Sie denken, Sie müssen willensschwach oder dumm gewesen sein, um süchtig zu werden, denken Sie noch einmal darüber nach, wie es war, als Sie angefangen haben. Man muss einen starken Willen mitbringen, um sich nicht von dem grässlichen Geschmack und Geruch der ersten Zigaretten vom Rauchen abhalten zu lassen oder von dem anschließenden Husten und der Übelkeit.

Und man braucht ebenfalls starke Willenskraft, um angesichts der vielen Verbote, Gesundheitswarnungen und Anti-Rauch-Kampagnen noch weiterzurauchen. Außerdem lassen sich selbst hochintelligente Menschen von den Täuschungsmanövern der Nikotinsucht überrumpeln. Welche Ihrer Freunde rauchten als Erste, als Sie jung waren? Waren es nicht die starken, dominanten Typen? Wer sind die wirklich starken Raucher in Ihrem

Bekanntenkreis? Halten Sie diese für willensschwach oder dumm? Und was ist mit all den Idolen, die dem Rauchen sein glamouröses Image verliehen haben? Willensschwache oder dumme Menschen haben vermutlich nicht das Zeug zum Superstar.

>*Freunde von mir, die mit der Allen-Carr-Methode aufgehört haben zu rauchen, empfahlen mir dieses Buch. Ich habe es gelesen. Es war für mich eine Offenbarung, und ich war auf Anhieb von meiner Sucht befreit. Ich fand es, genau wie meine Freunde, nicht nur ganz einfach, sondern vor allem unglaublich wohltuend, nicht mehr zu rauchen.*

Anthony Hopkins, Schauspieler
und Oscar-Preisträger

In unseren Seminaren haben wir mehr Teilnehmer aus medizinischen Berufen – Ärzte, Krankenschwestern, Pfleger und so weiter – als aus irgendwelchen anderen Tätigkeitsfeldern. Ist das der typische Arbeitsbereich von willensschwachen Menschen?

Denken Sie an sich selbst: Wie weit würden Sie für eine Packung Zigaretten laufen, wenn sie Ihnen spätabends ausgehen? Einen Kilometer? Zwei? Mancher Raucher würde in der Not für eine Packung Zigaretten wohl den Atlantik überqueren.

Oder nehmen wir den Welt-Nichtrauchertag, ange-

priesen als »der Tag, an dem alle Raucher sich vornehmen aufzuhören«, ist das genau der Tag, an dem die
meisten Raucher, die noch über einen Rest Selbstachtung verfügen, sich weigern aufzuhören. Ich war einer
von ihnen. Die meisten werden an diesem Tag doppelt
so viel rauchen und das doppelt so demonstrativ. Zeugt
das nicht von Willensstärke?

Willensstarke Menschen lassen sich nicht gerne sagen,
was sie tun oder lassen sollten, und schon gar nicht von
Leuten, die keine Ahnung von der Materie haben.

DAS PROBLEM MIT DER WILLENSKRAFT UND DER ANGST

Die Panik allein bei dem Gedanken, nicht mehr zu rauchen,
kann bei Rauchern, die eigentlich aufhören wollen, bewirken,
dass sie sich die nächste Zigarette schneller anzünden, als es
der Fall wäre, wenn sie nicht beschlossen hätten aufzuhören. Es gibt Raucher, die sich jeden Abend im Bett schwören,
nie wieder zu rauchen, und hoffen und beten, am nächsten
Morgen ohne den Wunsch nach einer Zigarette aufzuwachen oder mit genügend Willenskraft, um diesem Wunsch
zu widerstehen. Ich war viele Jahre lange einer von ihnen und
steckte mir, genau wie diese Raucher, spätestens zehn Minuten nach dem Aufwachen meine erste Zigarette an.

Willenskraft beim Aufhören brauchen Sie nur, wenn Sie sich in einer Konfliktsituation befinden – wenn in Ihrem Kopf das Tauziehen der Ängste stattfindet, das ich bereits beschrieben habe: Einerseits weiß Ihr Verstand, Sie sollten aufhören, weil es Sie umbringt, ein Vermögen kostet und Ihr Leben beherrscht. Andererseits gerät Ihr Suchtzentrum im Gehirn bei dem Gedanken, auf den vermeintlichen Genuss oder das Hilfsmittel verzichten zu müssen, in Panik. Diesen inneren Konflikt werden wir auflösen, indem wir die zweite der am Tauziehen beteiligten Seiten unschädlich machen, sodass Sie keine Energie mehr darauf verschwenden müssen. Wenn Sie Ihr weiteres Leben als glücklicher Nichtraucher verbringen wollen, erreichen Sie das nicht durch Willenskraft, sondern durch Beseitigung des Bedürfnisses oder Wunsches nach einer Zigarette.

DAS PROBLEM MIT DER METHODE WILLENSKRAFT

Nehmen Sie einem Kind seine Süßigkeiten weg, bekommt es einen Trotzanfall und versetzt sich damit selbst in einen Zustand größter Verzweiflung. Welches Kind hält einen solchen Trotzanfall länger durch, eines mit starkem oder eines mit schwachem Willen? Ein willensstarkes Kind wird das Ende dieses Zustands länger hinauszögern. Aus genau demselben Grund kann es für besonders willensstarke Raucher schwieriger sein, mit der Methode Willenskraft aufzuhören.

Ich selbst schaffte es einmal sechs Monate lang, mit schierer Willenskraft ohne Zigaretten auszukommen. Am Ende heulte ich wie ein kleines Kind, weil ich wieder einmal gescheitert war. Damals konnte ich meine widersprüchlichen Gefühle nicht einordnen. Heute verstehe ich sie von Grund auf.

Ich befand mich in einer ähnlichen Situation wie ein Marathonläufer, der 41 Kilometer der Schinderei hinter sich hat. Er würde an die äußerste Grenze gehen, um auch noch die letzten 1,195 Kilometer zu bewältigen. Hätte er schon auf den ersten Kilometern einen Krampf bekommen, hätte er vermutlich aufgegeben. Ich hatte sechs schreckliche Monate hinter mir, in denen mich ständig das Gefühl begleitete, auf die Zigaretten verzichten zu müssen. Jeden Tag sagte ich mir: »Es wäre dumm, jetzt aufzugeben. Halte durch, irgendwann muss das Verlangen doch aufhören!«

Aber meine Niedergeschlagenheit und das Gefühl des Verzichts waren wie ein tropfender Wasserhahn und höhlten meinen Widerstand immer weiter aus. Letzten Endes war ich dazu verdammt zu scheitern, und als es tatsächlich so weit war, war ich von mir selbst enttäuscht. All die Qualen waren umsonst gewesen! Wieder einmal hatte ich versagt. Ich dachte, hätte ich nur die Willenskraft gehabt, noch ein wenig länger durchzuhalten, hätte ich es vielleicht geschafft. Deshalb weinte ich.

Heute ist mir klar, dass die Zigaretten umso kostbarer scheinen, je länger man darunter leidet, dass man auf sie verzichtet. Mit der Aufbietung von noch mehr Willenskraft hätte ich das Elend nur in die Länge gezogen; irgendwann hätte ich trotzdem aufgegeben. Mit der Methode Willenskraft aufzuhören ist schrecklich: Sie wissen nicht, wann die Tortur ein Ende hat. Solange Sie sich nach Zigaretten sehnen, hält sie jedenfalls an.

~~~~~~~~~~~~~~~~~~~~~~~ **ZUSAMMENFASSUNG** ~

- Raucher sind genauso willensstark und intelligent wie Nichtraucher.
- Raucher würden für eine Zigarette unendlich weit gehen.
- Mit der Methode Willenskraft aufzuhören ist eine schreckliche Tortur.
- Solange Sie sich nach Zigaretten sehnen, bleibt das Aufhören eine Qual.
- Wenn der innere Konflikt erst einmal aufgelöst ist, ist es ganz einfach aufzuhören.

~~~~~~

7.

Sie müssen keinen Verzicht üben

~ IN DIESEM KAPITEL ~

- Welche Ex-Raucher Sie meiden sollten
- Was Sie von glücklichen Nichtrauchern lernen können
- Bald genießen Sie ebenfalls die Freiheit

KEIN GRUND ZUM TRAUERN

Sie bringen nicht wirklich ein Opfer, wenn Sie aufhören zu rauchen, weil es kein echter Genuss und keine wirkliche Stütze ist, auf die Sie verzichten.

Die Methode, die mit Willenskraft arbeitet, berücksichtigt dies nicht; sie erzeugt die Illusion, man könne nur schwer vom Rauchen loskommen. Niemand trägt mehr zum Weiterbestehen dieses Mythos bei als Ex-Raucher, die auf diese Weise aufgehört haben und lebenslang gegen die Versuchung ankämpfen müssen. Unter ihnen gibt es zwei Typen: die Selbstgerechten und die Miesepeter.

VON SELBSTGERECHTEN UND MIESEPETRIGEN EX-RAUCHERN

Die Selbstgerechten unter den Ex-Rauchern sind leicht zu erkennen: Es sind diejenigen, die in dem Moment, in dem sie ihre – wie sie hoffen – letzte Zigarette ausgedrückt haben, Rauchverbotsschilder in ihrer Wohnung, ihrem Büro und ihrem Auto anbringen. Sie laden Raucher zu sich nach Hause ein, um ihnen dort das Rauchen verbieten zu können – und haben eine diebische Freude daran.

Selbstgerechte sind schnell zur Stelle, um Sie daran zu erinnern, dass Rauchen Ihrer Gesundheit schadet und Sie ein Vermögen kostet. Und sie finden es nicht nachvollziehbar, dass eine intelligente Person wie Sie es nötig hat, sich immer wieder diese grässlichen Dinger in den Mund zu stecken und anzuzünden. Dabei haben sie offenbar völlig vergessen, dass sie selbst viele Jahre lang das Gleiche getan haben. Ehemalige Raucher, die unter Aufbietung ihrer Willenskraft aufgehört haben, sind weitaus vehementer in ihren Tiraden gegen die Raucher als Leute, die selbst nie geraucht haben. Das kommt daher, dass Sie hinter all dem Getöse, das sie machen, verbergen, dass sie ihre Sucht nie ganz ablegen konnten. Ihr Problem ist, dass sie immer noch der Meinung sind, ein Opfer zu bringen. Selbstgerechte üben einen negativen Einfluss auf Raucher aus, denn diese konzentrieren sich so sehr darauf, dem Drängen der Ex-Raucher etwas entgegenzusetzen, dass sie den wahren Feind aus dem Auge verlieren. Noch schlimmer jedoch ist, dass die Selbstgerechten zur Aufrechterhaltung eines falschen Bildes beitragen: »Einmal Raucher, immer Raucher. Du kannst aufhören zu rauchen, aber du wirst nie völlig frei davon sein.«

Genau wie die Selbstgerechten unter den Ex-Rauchern haben auch die Miesepeter immer noch mit dem Verlangen nach einer Zigarette zu kämpfen. Miesepeter sind jene Ex-Raucher, die Ihnen in dem Moment, in dem Sie an Silvester allen ein gutes Neues Jahr gewünscht und mit dem wunderbaren Gefühl, endlich einen bösen Geist aus Ihrem Leben zu verbannen, ihre letzte Packung Zigaretten ins Feuer geworfen haben, die Hand schütteln, Ihnen Erfolg wünschen, Ihnen prophezeien, wie viel gesünder Sie sein werden, Ihnen versichern, die richtige Entscheidung getroffen zu haben und dass sie diese niemals bedauern werden ... und dann erzählen, dass sie selbst vor Jahren aufgehört haben und es zwischendurch noch immer schrecklich vermissen.

117

Die Wirkung ist niederschmetternd. Sie verbrennen sich die Finger beim Versuch, die Packung aus den Flammen zu ziehen, und während alle anderen ausgelassen feiern, schleichen Sie sich auf der Suche nach Zigaretten davon und erklären allen, die es mitbekommen haben, Sie hätten natürlich vorgehabt, erst am nächsten Morgen aufzuhören.

Wenn Sie schon einmal mit der Methode Willenskraft aufgehört haben, werden Sie wissen, welches Gefühl der Erleichterung sich einstellt, wenn Sie endlich aufgeben. Aber können Sie sich erinnern, jemals gedacht zu haben: »Super, jetzt bin ich wieder Raucher. Diese Zigarette ist der Hammer!« Im Gegenteil, die Erleichterung ist immer begleitet vom Gefühl des Scheiterns und bösen Vorahnungen, und die erste Zigarette ist immer enttäuschend, sie schmeckt fast wie die allererste, die sie geraucht haben – abscheulich.

Es liegt an dieser Erleichterung, dass es sich zunächst gut anzufühlen scheint, wieder zu rauchen, nicht am Geschmack oder irgendetwas anderem. Kein Wunder, wenn Sie jahrelang auf eine Zigarette gewartet haben! Glauben Sie keinem, der unlängst kapituliert hat, nachdem er aufhören wollte, und Ihnen erzählt, wie großartig diese erste Zigarette schmeckte. Drogensüchtige sind alle Lügner.

VON GLÜCKLICHEN NICHTRAUCHERN

In Kürze werden Sie Nichtraucher sein. Vielleicht haben Sie Angst, niemals ganz frei von Ihrer Sucht zu sein und einer jener selbstgerechten oder miesepetrigen Ex-Raucher zu werden. Aber glauben Sie mir, es gibt keinen Grund für solche Ängste. Sie sind umgeben von glücklichen Nichtrauchern. Viele haben es dank der Allen-Carr-Methode geschafft – aber diese Gruppe von Ex-Rauchern macht wenig Aufhebens darum.

Nachdem ich aufgehört hatte, fiel mir irgendwann auf, dass ich selten Ex-Raucher gefragt hatte, ob sie die Zigaretten vermissen. Der Grund dafür war, dass ich die Antworten, als ich noch rauchte, gar nicht hören wollte. Hätten sie gesagt, dass sie die Zigaretten vermissen, hätte das meine Überzeugung, man könne nie wirklich frei sein, nur bestätigt und mir gezeigt, dass ich zum Scheitern verurteilt sei. Hätten sie gesagt, dass sie sie nicht vermissen, hätte das zwar bedeutet, dass es möglich ist, sich zu befreien, aber auch, dass ich wieder diese Monate oder sogar Jahre voller schrecklicher Entzugserscheinungen durchstehen müssen würde. Das ist ein typisches Beispiel, wie das Tauziehen der Ängste Raucher veranlasst, gar nicht erst ernsthaft über das Aufhören nachzudenken.

Ich kannte mal einen Kerl namens Patrick, ein

119

Schrank von einem Mann, gutmütig und, wie der Name schon vermuten lässt, Ire. Wir kamen einmal im Jahr mit Freunden beim Pferderennen in Goodwood zusammen. Ich hatte gerade einen besonders schweren Hustenanfall überstanden, und Patrick trug jenen Ausdruck im Gesicht, mit dem Nichtraucher in einer solchen Situation wortlos fragen:»Was soll daran nur gut sein?« Um meine Scham zu überspielen, sagte ich:»Patrick, du weißt gar nicht, wie froh du sein kannst, nie geraucht zu haben.« Er antwortete:»Du hast ja keine Ahnung! Ich habe mal 40 am Tag geraucht.«

Ich wollte meinen Ohren nicht trauen. Ich kannte ihn seit fünf Jahren und wäre niemals auf den Gedanken gekommen, er könnte einmal geraucht haben, vermutlich weil er weder einer der Selbstgefälligen noch der Miesepeter war. Daraufhin fragte ich ihn, ob er das Rauchen vermisse. Die Antwort war eine Offenbarung für mich:»Zigaretten vermissen? Das ist nicht dein Ernst!«

Patrick war der erste glückliche Ex-Raucher, den ich kannte, und er brachte jenen Prozess in Gang, der meine Einstellung veränderte. Nachdem ich nun einen ehemaligen Raucher kannte, der die Zigaretten überhaupt nicht vermisste, erkundigte ich mich bei anderen Freunden, die ich zum Teil schon seit vielen Jahren kannte, und entdeckte unter ihnen viele ehemalige Raucher, von denen ich das nie angenommen hätte. Wie Patrick fielen sie nicht weiter auf, weil sie die Zigaretten nicht vermissten und deshalb weder selbstgerecht noch wehmütig über das Rauchen sprachen. Die Patricks dieser Welt laufen nicht herum und tun überall kund, wie schön es ist, Nichtraucher zu sein. Das ist wirklich schade, denn täten sie es, würden wir erfahren, dass es Millionen ehemaliger Raucher gibt, die auch einmal dachten, niemals davon loskommen zu können, und sich doch aus der Nikotinfalle befreit haben.

Bald werden auch Sie in dieser glücklichen Lage sein, und in den ersten Tagen nach Ihrer letzten Zigarette wird der Gedanke an all die zufriedenen Ex-Raucher Ihnen helfen, sich daran zu erinnern, wie schön es ist, frei zu sein.

Erfolgsgeschichten

Sehen Sie sich das Gästebuch auf www.allen-carr. de an, oder lesen Sie auf www.allencarr.com die Einträge von Tausenden glücklicher Nichtraucher aus der ganzen Welt, die es mit Allen Carrs Methode geschafft haben. Bald können auch Sie hier eine Erfolgsmeldung posten.

~~~~~~~~~~~~~~~~~~~~~~~~~~~~~~~~ **ZUSAMMENFASSUNG** ~

- Sie bringen kein Opfer, wenn Sie mit dem Rauchen aufhören.

- Lassen Sie sich nicht von selbstgefälligen oder miesepetrigen Ex-Rauchern abschrecken – sie haben mit der falschen Methode aufgehört.

- Bald sind Sie einer der Millionen Ex-Raucher, die einmal dachten, sie würden nie aufhören können.

- Mit der Allen-Carr-Methode werden Sie Ihre Freiheit zurückgewinnen.

~~~~~~

8.

Die Lüge von der Suchtpersönlichkeit

~~~~~~~~~~~~~~~~~~~~~~~~ IN DIESEM KAPITEL ~

- Eine »Suchtpersönlichkeit« gibt es nicht
- Warum nicht Ihr Charakter, sondern die Droge Sie süchtig macht
- Sie brauchen kein Nikotin

EINE GRUNDFALSCHE ANNAHME

Die Theorie von der »Suchtpersönlichkeit« verschafft Rauchern eine Ausrede, es mit dem Aufhören gar nicht erst zu versuchen, und basiert auf einer grundsätzlich falschen Annahme.

Viele Raucher glauben, aufgrund physiologischer oder genetischer Ursachen nur schwer mit dem Rauchen aufhören zu können. Der Begriff »Suchtpersönlichkeit« klingt nach einem anerkanntem Krankheitsbild, wurde aber offenbar von Menschen eingeführt, die nicht verstehen, was Sucht bedeutet. Er führt dazu, dass viele Raucher meinen, das Unmögliche zu versuchen, wenn sie mit dem Rauchen aufhören wollen. Zusätzliche Munition bekommt diese Einstellung noch durch vorausgegangene fehlgeschlagene Versuche und das Wissen, dass Alkoholiker und Heroinsüchtige häufig auch starke Raucher sind.

Die Miesepeter unter den Ex-Rauchern vertreten die Theorie vom »Nikotinjunkie« oder der »Suchtpersönlichkeit« besonders gerne. Das ist nachvollziehbar, denn wenn sich jemand nach Jahren der Abstinenz immer noch nach Zigaretten sehnt, ist er eindeutig über den körperlichen Entzug hinaus. Daher rettet er sich in die Annahme, dass es sich nur um eine physiologische Störung handeln kann.

Halt. Lassen Sie sich nicht von Studien verrückt machen, die Sucht mit einer genetischen Veranlagung in Verbindung bringen. Auf den ersten Blick können Studien manches beweisen, doch viele von ihnen sind irreführend.

Sich auf die Existenz einer Suchtpersönlichkeit zu berufen ist nur ein weiterer Vorwand: »Ich kann nichts dafür. Ich kann nichts machen. Ich bin eben eine Suchtpersönlichkeit.

Das heißt nicht, dass ich Raucher, die sich als »Suchtpersönlichkeit« bezeichnen, der Lüge bezichtigen möchte. Der Irrglaube, dem sie anhängen, ist das Resultat der Verwirrung, der alle Raucher ihr Leben lang ausgesetzt sind und die sich aus widersprüchlichen Fakten, falschen Informationen und dem allgemeinen Unwissen über das Rauchen im Besonderen und Sucht im Allgemeinen speist. Auch ich war ein Anhänger dieses Irrglaubens, und ich habe Ihnen ja erzählt, wie tief ich dadurch gesunken bin. Fakt ist: So etwas wie eine »Suchtpersönlichkeit« oder den »geborenen Raucher« gibt es nicht. Was immer Sie auch darüber denken mögen, ich verspreche Ihnen:

Sie sind auch ohne Nikotin ein vollständiger Mensch.

RAUCHER SEHEN DIE WELT DURCH EINEN DUNSTSCHLEIER

Ich gewann den Eindruck, eine »Suchtpersönlichkeit« zu sein, weil Raucher mir eine andere Rasse zu sein schienen als Nichtraucher. Es ist ja eine gängige Praxis, die Welt klar zu unterteilen in Schwarz und Weiß, Ost und West, Reich und Arm. Alle diese Unterscheidungen waren mir egal, für mich zählte nur: Raucher oder Nichtraucher? Für mich spielte es keine Rolle, ob es sich um Mutter Teresa, Hitler oder einen

Eskimo handelte; ich konnte immer plausibel machen, dass Raucher interessante Charaktere seien, Nichtraucher hingegen langweilige Spielverderber. Oder war es schlicht und einfach nur so, dass ich mich in der Gesellschaft von Rauchern wohler fühlte? Ich konnte die Luft verpesten, so lange ich wollte, ohne Schuldgefühle haben zu müssen. Ich konnte husten und spucken, so viel ich wollte, ohne mich schämen zu müssen. Erst nachdem ich aufgehört hatte, wurde mir klar, dass die meisten meiner Freunde Nichtraucher waren. Selbst meine Frau hat noch nie in ihrem Leben geraucht!

GEMEINSAME SYMPTOME

Die Theorie von der Suchtpersönlichkeit wird durch die Tatsache untermauert, dass Rauchern gewisse körperliche Merkmale zu eigen sind: der fahle Teint, der stumpfe Blick, die Abgeschlagenheit, die trockene, faltige Gesichtshaut. In der Regel tun wir uns mit Personen zusammen, die uns ähnlich sind; Schwächen ziehen sich gegenseitig an. Doch wie kamen wir zu diesen Eigenschaften? Wurden wir damit geboren? Selbstverständlich nicht. Sie alle resultieren unmittelbar aus dem Rauchen, aus der systematischen Vergiftung unseres Körpers. Doch zum Glück erholen wir uns sowohl körperlich als auch mental schnell wieder, nachdem wir aufgehört haben.

Ist es aber nun die Droge, die süchtig macht, oder sollte es tatsächlich an der Existenz einer Suchtpersönlichkeit liegen? In den 1940er Jahren waren mehr als 80 Prozent der erwachsenen Männer in Großbritannien nikotinsüchtig, heute sind es weniger als 25 Prozent. Heißt das, dass in den 1940er Jahren über 80 Prozent der erwachsenen Männer Suchtpersönlichkeiten waren? Und ist diese Zahl nun auf unter 25 Prozent gesunken? Natürlich nicht. Mussten Sie rauchen, bevor Sie mit dem Rauchen angefangen haben? Nein! Werden Sie süchtig bleiben, nachdem Sie aufgehört haben? Abermals nein! Insbesondere nicht, wenn Sie mit der Allen-Carr-Methode aufgehört haben.

Wenn Sie Ihre erste Zigarette rauchen, balancieren Sie auf dem Rand der fleischfressenden Pflanze. Mit der zweiten treten Sie auf die rutschige Innenwand, erkennen aber nicht die Gefahr, in der Sie sich befinden. Manche Menschen gleiten in der Falle ganz langsam nach unten und realisieren nie, dass Sie süchtig geworden sind. Andere stürzen geradewegs hinein und werden praktisch über Nacht Kettenraucher. Wie schnell ein Raucher abrutscht, hängt von unzähligen Faktoren ab, doch bestimmte charakterliche Eigenheiten, die sich als »Suchtpersönlichkeit« zusammenfassen ließen, spielen dabei keine Rolle!

WAS BRINGT UNS IN GEFAHR?

Bei einigen Rauchern scheint die Sucht dennoch ausgeprägter zu sein als bei anderen. Nehmen Sie mich als Beispiel: Ich rauchte 33 Jahre lang 60 bis 100 Zigaretten täglich, konnte kaum eine körperliche oder geistige Aktivität ausüben, ohne mir dazu eine Zigarette anzuzünden, und war überzeugt, ich würde niemals aufhören können. Ich wurde aus drei Gründen praktisch über Nacht zum Kettenraucher: Ich hatte eine kräftige Lunge, die das Gift gut wegstecken konnte; ich konnte es mir leisten; und ich konnte an meiner Arbeitsstelle rauchen, so viel ich wollte. Dies sind die drei Hauptfaktoren, die dafür ausschlaggebend sind, wie schnell wir den Abhang hinuntergleiten. Damals wäre ich nie auf die Idee gekommen, dass manche Raucher ihren Konsum einschränken, weil ihr Körper es nicht mehr mitmacht, weil sie es sich finanziell nicht mehr leisten können oder weil sie an ihrer Arbeitsstelle nicht rauchen dürfen.

Tatsache ist, dass Sie nicht aufgrund Ihrer »Suchtpersönlichkeit« zum Raucher werden. Wenn Sie sich als Suchtpersönlichkeit betrachten, dann weil Sie angefangen haben, eine Droge zu konsumieren, die süchtig macht; Sie sind keine Suchtpersönlichkeit, sondern schlicht ein Süchtiger. Das ist die schlimme Wirkung dieser Drogen: Sie geben Ihnen das Gefühl, nicht ohne sie leben zu können, und in der Folge halten Sie sich für schwach. Dieses Gefühl vermittelte mir das Nikotin 33 Jahre lang.

Doch ich bin aus der Falle entkommen und kann die beiden Situationen miteinander vergleichen – und glauben Sie mir, das Nichtrauchen ist unvergleichlich. Einer der größten Gewinne ist, von dem kleinen Gefühl der Leere und Unsicherheit befreit zu sein, das Raucher als zu ihrer persönlichen Konstitution gehörig empfinden, das in Wahrheit aber von den Zigaretten ausgelöst wird. Auch Sie haben die nötigen Voraussetzungen, es zu schaffen: Sie sind intelligent und können erkennen, dass ich die Wahrheit sage.

Glauben Sie allen Ernstes, Sie seien mit einer Neigung zur Nikotinsucht auf die Welt gekommen? Wäre das der Fall, warum ist das Rauchen dann erst in den letzten paar Generationen ein so dominanter Teil unseres Alltags geworden, seit wir Verfahren zur Massenproduktion von Zigaretten und Kommunikationsmittel erfunden haben, mit denen die Welt einer umfassenden Gehirnwäsche unterzogen werden kann? Glauben Sie tatsächlich, Rauchen ist unabdingbar für Ihr Lebensglück oder sogar für Ihr Leben an sich? Wenn Sie das tun, dann erklären Sie mir doch mal, warum Sie früher nicht geraucht haben.

Nicht Ihre Persönlichkeit oder Ihre genetische Veranlagung machen Sie süchtig, sondern die Droge

ZUSAMMENFASSUNG

- Es gibt weder eine »Suchtpersönlichkeit« noch den »geborenen Raucher«.

- Die Allen-Carr-Methode funktioniert bei jedem Raucher.

- Raucher solidarisieren sich aufgrund ihrer gemeinsamen Schwächen und der Nachteile, die aus dem Rauchen resultieren.

- Es ist die Droge, die zur Sucht führt, und nicht die Persönlichkeit.

- Bis Sie zu rauchen angefangen haben, brauchten Sie keine Zigaretten. – Sie werden auch keine mehr brauchen, wenn Sie frei sind.

9.
Konzentration und Ablenkung?

~~~~~~~~~~~~~~~~~~~~~~~~~~~~~~~~ **IN DIESEM KAPITEL** ~~

- Rauchen fördert die Konzentration nicht, sondern erschwert sie
- Warum Rauchen langweilig ist
- Wie Sie es schaffen, sich nicht mehr vom Rauchen ablenken zu lassen

~~~~~~

DIE LOGIK DER SUCHT

Erscheint es Ihnen unmöglich, sich ohne Zigarette zu konzentrieren? Es ist Ihre Nikotinsucht, die Sie ablenkt!

Wie oft haben Sie schon Raucher sagen gehört, sie können sich ohne Zigarette nicht konzentrieren? Bei meinen unzähligen vergeblichen Versuchen, mit bloßer Willenskraft aufzuhören, steckte ich die unvermeidlichen Stimmungstiefs und die leichte Reizbarkeit gut weg. Das Gefühl, ein Märtyrer zu sein, verschaffte mir sogar eine gewisse masochistische Freude. Doch ich war überzeugt, ich würde meine Konzentrationsfähigkeit, die für meine Arbeit unerlässlich war, verlieren und das würde mein Verderben sein.

Ich wurde gut dafür bezahlt, meinen Verstand zu benutzen, und hing der irrigen Vorstellung an, mein Gehirn würde unter Druck ohne seine kleine Krücke nicht funktionieren. Ich dachte sogar daran, meinen Chef zu bitten, mich einen oder zwei Monate lang von allen Arbeiten freizustellen, die ein hohes Maß an Konzentration erforderten, um mir damit das Aufhören zu ermöglichen. Schließlich entschied ich mich, es trotzdem zu versuchen.

Zum Verhängnis wurde mir, dass zu meiner Arbeit eine Tätigkeit gehörte, die ich nicht leiden konnte: die Vorbereitung der monatlichen Lohnabrechnung. Das dauerte zwar nur zehn Minuten, doch ich saß schon einen Monat vorher händeringend an meinem Schreibtisch, wenn ich nur daran dachte. Sobald ich versuchte, die Lohnabrechnung in Angriff zu nehmen, schweiften meine Gedanken ab, und ich ließ es wieder sein. Bis ich es irgendwann nicht mehr länger hinauszögern konnte. Zwei Stunden lang saß ich voller Panik einfach nur da und starrte auf das Blatt Papier vor mir. Schließlich gab ich klein bei und schlich mich aus dem Büro, um Zigaretten zu kaufen. Wieder zurück im Büro erledigte ich die Arbeit in Rekordzeit. Das war für mich die Bestätigung, dass ich Zigaretten brauchte, um mich konzentrieren zu können. Doch im Grunde war es diese Fixiertheit auf Zigaretten, die mir im Vorfeld die Konzentration geraubt hatte.

WAS GEHT IM KOPF EINES RAUCHERS VOR?

Als Raucher kann man sich besser konzentrieren, wenn man sich vom Verlangen nach einer Zigarette nicht ablenken lässt, doch leicht ist das nicht – man kann sich aus mehreren Gründen *immer* schlechter konzentrieren, als man es als Nichtraucher könnte: Nichtraucher werden vom Verlangen nach einer Zigarette gar nicht erst abgelenkt; selbst während Sie rauchen, beseitigen Sie die Entzugserscheinungen nur teilweise; Sie vermindern die Sauerstoffzufuhr zum Gehirn; Sie müssen die Zigarette aus der Packung nehmen, anzünden, den Rauch inhalieren, den Rauch hinausblasen, die Asche in den Aschenbecher schnippen, die Zigarette ausdrücken, den Aschenbecher leeren, die nächste Zigarette anstecken und diesen Vorgang stets aufs Neue wiederholen – erstaunlich, dass Sie sich überhaupt auf irgendetwas anderes konzentrieren können!

DER HÄRTETEST

Nach dreijährigem Studium musste ich die Steuerberaterprüfung ablegen und war entsetzt, als ich erfuhr, dass ich währenddessen nicht rauchen durfte. Es war mein persönlicher Härtetest: Ich hatte so viel Zeit darauf verwendet, langweilige Bücher zu wälzen, und würde nun die Prüfung nicht schaffen, weil niemand mir gesagt hatte, dass ich sie ohne Zigaretten würde durchstehen müssen. Aber so einfach gebe ich nicht auf. Ich beschloss herauszufinden, wie lange ich es ohne Rauchen aushalten würde. Ich besorgte mir die Prüfungsaufgaben des Vorjahres und versuchte, sie ohne Zigaretten zu lösen. Meine Hände zitterte dabei so stark, dass ich nicht einmal schreiben konnte. Ich dachte, ich würde mich nie im Leben ohne Zigaretten konzentrieren können.

Doch als ich dann wirklich in der Prüfung saß, dachte ich keine Sekunde an das Rauchen. Obwohl das die drei stressigsten Stunden meines Lebens waren, hatte ich überhaupt nicht das Verlangen nach einer Zigarette und bestand alle Teile der Prüfung. Auch wenn mich meine falsche Annahme noch viele weitere Jahre quälte, war eines eindeutig: Ich konnte mich auch ohne Zigaretten hervorragend konzentrieren. **Es passiert alles im Kopf!**

Lassen wir das Rauchen einmal kurz außen vor und sehen uns an, was es mit der Konzentration auf sich hat. Bevor Sie sich auf etwas konzentrieren können, müssen

Sie alle Ablenkungen ausschalten. Ist jemand zu laut, können Sie ihn bitten, leiser zu sein, oder Sie gehen woanders hin. Aber nehmen wir an, Sie seien erkältet; auch das lenkt ab, aber Sie können nichts dagegen tun. Also ignorieren Sie es und richten Ihre Aufmerksamkeit auf die anstehende Aufgabe. Entscheidend ist, ob sich ein potenzieller Störfaktor beseitigen lässt oder nicht. Wenn Sie eine Ablenkung ausschalten können, *müssen* Sie es sogar tun, denn sonst werden Sie nervös, was wiederum noch mehr ablenkt. Können Sie jedoch gar nichts dagegen unternehmen, fällt es wiederum viel leichter, die Ablenkung zu ignorieren.

Angenommen, Sie haben eine Denkblockade – können Sie in diesem Fall ernsthaft behaupten, diese Blockade verschwinde wie durch Zauberhand, sobald Sie sich eine Zigarette anstecken? Wenn das so wäre, hätten Sie nie eine Denkblockade, während Sie rauchen, was sicher nicht zutrifft. Wie lösen Sie also das Problem mit den Denkblockaden? Sie tun dasselbe wie ein Nichtraucher: Sie nehmen sie einfach hin!

ZIGARETTEN GEGEN LANGEWEILE?

Wie man es auch dreht und wendet: Zigaretten taugen auch nicht dazu, Langeweile zu vertreiben. Sind Ihre Gedanken mit etwas beschäftigt, können Sie lange Zeit nicht rauchen, und es fällt Ihnen nicht einmal auf. Doch wenn Sie Langeweile haben, ist nichts da, was Ihre Gedanken von dem kleinen Jucken, ausgelöst vom Nikotinmonster, ablenken könnte, und Sie möchten sich kratzen. Doch davon verschwindet die Langeweile nicht.

Langeweile kann man vertreiben, indem man die Gedanken auf etwas Interessantes lenkt, doch an einer Zigarette ist nichts interessant. Oder denken Sie beim Ausblasen des Rauches: »Es ist wirklich spannend, diese Zigarette zu rauchen«? Es gibt kaum eintönigere Tätigkeiten, als den ganzen Tag lang eine Zigarette nach der anderen zu rauchen, wie ich es über 30 Jahre gemacht habe. Es ist sogar so langweilig, dass wir die meisten Zigaretten gar nicht bewusst rauchen. Beobachten Sie einmal Raucher, wenn Sie nächstes Mal im Stau stehen. Sie rauchen zwar, sind aber genauso gelangweilt wie die Nichtraucher. Und sehen Sie ihnen zu, wenn sie während der Arbeit draußen auf dem Gehsteig rauchen. Sehen diese Raucher angeregt und glücklich aus? Nein, sie sind gelangweilt und fühlen sich niedergeschlagen.

Raucher vermeiden alle Aktivitäten, die mit Anstrengung verbunden sind, und werden umso schlapper, je mehr sie rauchen. Rauchen ist kein Mittel gegen Langeweile – es ruft sogar Langeweile hervor, weil es Sie träge, faul und abgeschlagen macht und Ihnen die Lebensfreude raubt.

RAUCHEN LENKT AB

Als ich schließlich für immer zu rauchen aufhörte, hatte ich kein Problem, mich zu konzentrieren, und bemerkte auch keines der anderen lästigen Symptome, die ich von vorherigen Versuchen kannte. Warum leiden dann Raucher, die unter Aufbietung ihrer Willenskraft aufhören möchten, oft unter Konzentrationsschwierigkeiten? Man könnte das auf den körperlichen Nikotinentzug zurückführen, doch ist der so geringfügig, dass er fast nicht wahrnehmbar ist. Das Gehirn von Rauchern wurde so programmiert, dass sie immer dann, wenn sie eine Denkblockade verspüren, nur eine einzige Lösung sehen: Sie zünden sich eine Zigarette an. Und genau hier liegt das Problem. An der zehnminütigen Abrechnungsvorbereitung, die ich nicht schaffte, ohne dabei zu rauchen, war nichts besonders kompliziert. Ich konnte mich nur ohne Zigarette nicht darauf konzentrieren, weil ich *wirklich glaubte,* Zigaretten würden meine Konzentration fördern. Und wenn man das glaubt, ist es unmöglich, sich ohne Zigaretten zu konzentrieren.

Wenn Sie mitten in einer Denkblockade versuchen, nicht zu rauchen, dabei aber glauben, eine Zigarette sei die Lösung, lenkt dieser Gedanke Sie ab, und Sie sind nicht in der Lage, sich auf die aktuelle Aufgabe zu konzentrieren. Wenn Sie wirklich glauben, Rauchen helfe Ihnen bei der Überwindung mentaler Blockaden, sind

Sie sofort versucht, eine Zigarette zu rauchen, nur um zu sehen, was passiert. Also tun Sie es, und siehe da: Ihr Gehirn ist nicht mehr abgelenkt durch das viele Überlegen, ob Sie rauchen sollten oder nicht, und Sie sind in der Lage, Ihr Problem zu lösen – und stärken dadurch die Illusion, Rauchen fördere die Konzentration.

Widerstehen Sie der Versuchung und rauchen nicht, wird die Ungewissheit Sie weiter ablenken und dafür sorgen, dass Sie sich ganz sicher nicht konzentrieren können. Die Zigarette scheint am Ende wirklich die Lösung zu sein – eine so ausgeklügelte Falle ist die Nikotinsucht.

Doch denken Sie immer daran: Anstatt die Konzentration zu fördern, bewirkt Rauchen das Gegenteil. Sobald Sie das verstanden haben, ist es einfach aufzuhören.

Doch wie können wir diese Auslösereize, die unseren Erfolg gefährden, wenn wir mit dem Rauchen aufhören wollen, umgehen, und zwar nicht für die paar Tage nach der letzten Zigarette, sondern für immer? Ganz einfach:

Die Auslösereize sind keine mehr, sobald wir verstehen, wie sie funktionieren.

ÜBERWINDEN SIE DIE GEHIRNWÄSCHE!

Es hat überhaupt keinen Sinn, den Auslösern aus dem Weg zu gehen, und es ist auch gar nicht nötig, denn durch die Allen-Carr-Methode ändert sich Ihre ganze

Einstellung. Warum konnte ich beim Probelauf für meine Prüfung nicht einmal den Stift halten, geschweige denn mich konzentrieren, während ich bei der tatsächlichen Prüfung nicht einmal ans Rauchen dachte, obwohl ich davon überzeugt war, nie im Leben ohne Zigarette auszukommen? Ganz einfach: Ich hatte keine Wahl. Ich wusste, ich kann nicht rauchen. Genauso ist es inzwischen in Flugzeugen und Zügen. Selbst Kettenraucher können stundenlang abstinent sein, wenn Rauchen überhaupt nicht zur Debatte steht. Doch sobald sie sich außerhalb einer solchen Kontrollzone befinden, werden sie unerträglich, wenn ihnen jemand das Rauchen verbietet. Das ist der beste Beweis, dass nicht körperlicher Entzug das Problem ist, sondern der mentale Verzicht.

Doch was passiert, wenn niemand zur Stelle ist, der Sie zum Aufhören zwingt? Lassen Sie mich hier noch eines klarstellen: Es fiel mir nicht leicht, diese Prüfung ohne Zigarette durchzustehen, weil ich dazu gezwungen war. Der entscheidende Unterschied lag darin, dass ich genau *wusste*, ich würde dort nicht rauchen. Man beseitige jegliche Zweifel aus dem Kopf eines Rauchers, und schon ist das Aufhören leicht.

In der ersten Phase, nachdem Sie Ihre letzte Zigarette ausgedrückt haben, brauchen Sie sich immer dann, wenn eine Denkblockade den Wunsch nach einer Zigarette auslöst, nur bewusst zu machen, dass Rauchen Ihnen absolut gar nichts bringt. Sie *wissen*, Sie haben die richtige Entscheidung getroffen, und es ist unsinnig, sich weiter damit auseinanderzusetzen.

Vielleicht stellen Sie in dieser ersten Zeit auch fest, dass Sie immer an das Rauchen denken müssen. Kein Problem: Loben Sie sich einfach ein bisschen selbst dafür, dass Sie sich befreit haben. Dann werden Sie nach wie vor glücklich sein, egal, ob Sie die Denkblockade damit überwunden haben oder nicht.

ZUSAMMENFASSUNG

- Rauchen fördert die Konzentration nicht, sondern stört sie.
- Damit Sie sich konzentrieren können, müssen Sie alle Ablenkungen ausschalten – Zigaretten sind eine Ablenkung.
- Wenn Sie glauben, sich ohne Zigarette nicht konzentrieren zu können, tritt genau das ein.
- Die Auslösereize sind keine mehr, sobald Sie verstehen, wie sie funktionieren.
- Raucher können es auch lange ohne Zigaretten aushalten, wenn es nicht anders geht.

10.

Der Weg in die Sucht

- Warum der Kontakt zu anderen Rauchern so gefährlich ist
- Wie Raucher sich selbst und andere belügen
- Wie Sie sich vom Einfluss falscher Vorbilder befreien können

DER RAUCHER IST DEM RAUCHER EIN FEIND

Mundpropaganda ist die wirkungsvollste Art der Werbung, und die Tabakindustrie verfügt mit den Rauchern über die erfolgreichste Verkäufertruppe überhaupt – und die arbeitet auch noch umsonst.

Wie war es bei Ihnen, wie sind Sie zum Rauchen gekommen? Die meisten Raucher werden unter dem Einfluss ihrer rauchenden Freunde und Verwandten süchtig. Manche Eltern glauben, sie seien aus dem Schneider, wenn sie zu ihrem Nachwuchs sagen: »Hör auf mich und mach es mir nicht nach«, doch das Verhalten unserer Eltern hat enormen Einfluss auf unser eigenes Verhalten. Ihre Vorträge über die Gefahren von Sex, Alkohol und Zigaretten sind vergebliche Liebesmüh, wenn sie selbst die meiste Zeit über mit einem von diesen drei Dingen beschäftigt sind. Es sollte uns nicht allzu sehr überraschen, wenn unsere Kinder es gar nicht erwarten können, zum ersten Mal eine der verbotenen Früchte zu kosten.

DAVONGEKOMMEN

Ich habe schon viele haarsträubende Geschichten gehört, wie Raucher süchtig geworden sind. Als mich der Journalist Danny Baker, selbst Zeit seines Lebens Nichtraucher, im Fernsehen interviewte, fragte ich ihn, wie er die Falle umgehen konnte. Zu meiner Überraschung antwortete er: »Als junger Mann wollte ich bei einer Tanzveranstaltung mit einem bestimmten Mädchen in Kontakt kommen. Sie rauchte, also kaufte ich eine Schachtel Zigaretten und ging zu ihr hinüber. Da rutschten plötzlich alle Zigaretten aus der Packung und fielen auf den Boden. Meine Freunde lachten, und ich kam mir so dämlich vor, dass ich es nie wieder versucht habe.« Er kann von Glück reden!

Wenn Sie aus der Falle entkommen konnten und später wieder rückfällig werden, ist der Moment des Rückfalls häufig mit einer Krise verbunden. Eine Krise ruft unweigerlich einen anderen Raucher auf den Plan, der versucht, Sie mit einer Zigarette zu »trösten«. Bei Autounfällen, angesichts eines Todesfalles, beim Verlust des Arbeitsplatzes, bei Trennungen oder auch nur dem alltäglichen Stress in der Arbeit – warum werden Sie in jeder dieser Situationen von Rauchern ermutigt, giftige Dämpfe in Ihre Lunge zu inhalieren?

Wir müssen das negative Bild, das Raucher von einem Leben als Nichtraucher haben, auflösen. Wenn Sie rauchen, reden Sie sich selbst ein, Genuss daran zu haben. Aber haben Sie sich schon einmal gefragt, ob Sie jemals in Ruhe irgendwo sitzen und dabei denken werden: »Ach, es ist ein Genuss, nicht zu rauchen.« Ich versichere Ihnen, genau das können Sie schaffen. Ich erfahre das jeden Tag aufs Neue.

Raucher machen andere Menschen süchtig, indem sie den Mythos verbreiten, Rauchen sei ein Genuss. Und damit nicht genug. Ich habe bereits beschrieben, wie junge Leute süchtig werden, indem Sie erst von Freunden Zigaretten angeboten bekommen und sich dann verpflichtet fühlen, selbst welche zu kaufen. Es lohnt sich, einen erwachsenen Ex-Raucher zu beobachten, wie er denselben Prozess durchläuft. Er hat Gelüste nach einer Zigarette, ein rauchender Freund ist sofort mit einer zur Stelle, warnt ihn aber noch: »Pass auf, du fängst wieder richtig an.«

»Bestimmt nicht! Ich würde nie mehr welche kaufen«, entgegnet der soeben rückfällig werdende Ex-Raucher. Und der Raucher freut sich heimlich darüber, dass der Freund eine Zigarette braucht, weil er sich dann selbst mit seiner Sucht nicht mehr so bescheuert vorkommt.

Irgendwann wird es der »Dealer« dann leid, den Freund mit Zigaretten zu versorgen, und es kommt der gefürchtete Moment, in dem der Ex-Raucher – der noch vor ein paar Tagen aus den Fängen des Nikotins befreit war und geschworen hatte, sich nie mehr wieder Zigaretten zu kaufen – die Wahl hat, die Zigaretten wieder sein zu lassen oder wieder eine Packung zu kaufen und sich damit vor seiner Familie und seinen Freunden zu demütigen. Das Ende ist absehbar. Er versucht, seine Scham mit der Entschuldigung zu verkleinern, er habe die Packung nur gekauft, um die geliehenen Zigaretten zurückzugeben, doch es ist eindeutig, dass er **wieder in der Falle sitzt!**

WIE RAUCHER ZWEIFEL SÄEN

Sehr oft versuchen andere Raucher, die Bemühungen jener, die aufhören wollen, zu unterwandern. Das war auch bei einer Mutter so, die in Birmingham zu einem unserer Seminare kam. Sie brach in Tränen aus und war zutiefst deprimiert über die Tatsache, dass sie Raucherin war. Vor dem Aufhören hatte sie schreckliche Angst. Als sie ging, weinte sie ebenfalls, doch diesmal vor Freude, was sich schnell auf die ganze Gruppe übertrug. Beim Abschied war sie voller Euphorie, nun glückliche Nichtraucherin zu sein.

Am selben Abend besuchte sie ihre Tochter und ihren Schwiegersohn, um ihnen die gute Nachricht mitzuteilen. Leider versuchte ihr Schwiegersohn auch gerade aufzuhören, allerdings mit der Willenskraft-Methode, und ihre augenscheinliche Euphorie verstärkte sein Minderwertigkeitsgefühl. Er murmelte ärgerlich: »Wieso machst du so einen Wirbel? Du hast noch keine 24 Stunden aufgehört, das ist kein Grund anzugeben!« Diese Worte waren eine Katastrophe. Sie steckte sich nicht gleich dort und vor den Augen der Familie eine Zigarette an, doch der Zweifel war gesät. Ihr Selbstvertrauen war geschmälert, sie ging nach Hause und fing an, ihre Entscheidung infrage zu stellen. Zum Glück nahm sie Kontakt mit mir auf, und ich erklärte ihr, wie man es lernt, andere Raucher zu ignorieren, vor allem jene, die ihre Frustration nach gescheiterten Versuchen aufzuhören, weitergeben wollen.

Es ist hilfreich, den Einfluss anderer Raucher zu erkennen und sich nicht von ihm beirren zu lassen, sondern ihn positiv zu nutzen; richtig eingesetzt, kann er uns dabei helfen, frei zu werden und zu bleiben.

Als Erstes müssen wir uns eines deutlich machen: **Alle Raucher lügen.**

Sie belügen nicht nur sich selbst, sondern auch andere. Sie können nicht anders! Es ist schlimm genug, als Raucher den Gestank und die Giftigkeit, das Lungenrasseln und Husten, die Versklavung und Erniedrigung durch die Sucht auszublenden. Müssten wir uns das alles bewusst machen, wäre es ein unerträglicher Alptraum. Also belügen wir uns selbst und andere Raucher.

Man braucht wirklich Mut, um sich einzugestehen, dass man dumm ist, besonders wenn man weiß, dass diese Dummheit einen definitiv das Leben kosten wird. Yul Brynner, der große Hollywood-Schauspieler, hatte diesen Mut, nachdem er erfahren hatte, er würde an den Folgen des Rauchens sterben. Der »Marlboro-Mann« Wayne McLaren wurde in der Anti-Raucher-Bewegung aktiv, nachdem er die Diagnose erhalten hatte, unheilbar an Krebs erkrankt zu sein. Das verdient allen Respekt! Drei Männer – neben McLarne noch David McLeand und Dick Hammer –, die als Cowboys in Marlboro-Werbespots mitgespielt hatten, starben an Lungenkrebs, weshalb die Marlboros aus der roten Packung den Spitznamen »Cowboy Killer« erhielten. Könnten Raucher doch nur aufhören, ihre Dummheit zu rechtfertigen, indem sie sich selbst und anderen vormachen, Rauchen sei ein unglaublicher Genuss oder biete Hilfe im Alltag, sie würden manches potenzielle Opfer retten, anstatt es weiter in die Nikotinfalle hineinzuziehen.

WAS SIND DIE FREUDEN DES RAUCHENS?

Sie erinnern sich: Ausgehend von den heutigen Preisen geben Sie als ein Raucher, der 20 Zigaretten am Tag konsumiert, im Lauf Ihres Lebens etwa 100 000 Euro für Zigaretten aus. Während Sie auf diese Weise Ihr Geld verbrennen, verurteilen Sie sich zu einem Leben, das von Krankheit, schlechtem Atem, Bronchienproblemen und Husten, Abgeschlagenheit und Erniedrigung und Versklavung durch die Sucht geprägt ist. Sie rauchen eine Zigarette nach der anderen, ohne eine davon bewusst wahrzunehmen. Ihnen fällt nur auf, dass Sie rauchen, wenn Sie keine Luft mehr bekommen oder in Panik geraten, weil Ihnen die Zigaretten ausgehen. Und Sie haben häufig das Gefühl, auf etwas verzichten zu müssen, weil Sie in manchen Situationen nicht rauchen dürfen. Andere Menschen schauen Sie schief an, weil Sie rauchen, und, was noch schlimmer ist, Sie verachten Sich selbst.
Und was bekommen Sie im Gegenzug?

DER GROSSE SCHWINDEL
DER RAUCHERLOBBY

Wir können der Tabakindustrie keinen größeren Gefallen tun, als uns selbst und anderen vorzugaukeln, Rauchen sei ein Genuss. Wir lassen zu, dass deren Produkte uns umbringen, und bezahlen sie auch noch fürstlich dafür, wir kümmern uns um ihre Werbung, verhelfen ihr zu neuen Süchtigen und holen ehemalige Raucher in die Falle zurück. Die Tabakkonzerne sollten uns dafür bezahlen!

Manchmal klingen die verzweifelten Versuche, unsere erbärmliche Sucht zu rechtfertigen, als würden wir behaupten, Rauchen sei gut für uns. Ich habe Ihnen den Typus »Onkel Fred« und seine problematische Einstellung zum Rauchen bereits vorgestellt. Es gibt auch einen Raucher-Typ, den wir »Onkel John« nennen. Er prahlt damit, 40 Zigaretten am Tag zu rauchen, seit er 14 gewesen sei, und jede einzelne genossen zu haben. Genau wie Fred ist er um die 80 und behauptet, nicht einen Tag in seinem Leben krank gewesen zu sein. Jeder Raucher hat so einen Onkel John. Wir brauchen ihn als Ausgleich für die beängstigenden Statistiken, von denen wir uns belästigt fühlen. Und fast genauso ergeben klammern wir uns an seine Frau (wir nennen sie »Tante Jane«), die in ihrem ganzen Leben keine einzige Zigarette geraucht hat und trotzdem mit 50 Jahren an Lungenkrebs starb.

Ist es nicht erstaunlich, wie sich ansonsten logisch denkende, intelligente Menschen bereitwillig auf eine Statistik berufen, für die genau eine Person befragt wurde, und von anderen Statistiken, für die Hunderttausende Personen befragt wurden, nichts wissen wollen? So vernebelt ist der Verstand eines Drogensüchtigen.

Haben Sie schon einmal etwas von FOREST gehört? Die Abkürzung steht für »Freedom Organisation for the Right to Enjoy Smoking Tobacco« (in etwa: »Organisation für das freie Recht auf Tabakgenuss«). Diese Lobbygruppe wurde von eingeschworenen Rauchern gegründet, um dem Druck, den die Gesellschaft seit einigen Jahren auf Raucher ausübt, entgegenzuwirken, und wird inzwischen von der Tabakindustrie finanziert. Sie argumentiert nachdrücklich und einfallsreich für das Rauchen. 1992 wurde ich am Nationalen Nichtrauchertag von Michael Parkinson für LBC Radio interviewt. Ebenfalls eingeladen war der Geschäftsführer von FOREST, Chris Tame.

Dieser, ein ausgesprochen redegewandter Mann, begann mit der Ausführung, der Erste, der jemals versucht habe, ein Rauchverbot zu verhängen, sei Hitler gewesen. Das war ein cleverer Einstieg, denn unterschwellig stellte er damit eine Verbindung zwischen der Anti-Raucher-Bewegung und einem der schlimmsten Diktatoren aller Zeiten her. Doch ignorierte er, wie das in der Argumentation von FOREST zwangsläufig immer ist, folgende Punkte:

1. Raucher sind nicht frei. Sie entscheiden sich ebenso wenig freiwillig für die Falle wie ein Fisch sich dafür entscheidet, an einem Angelhaken zu hängen. Und sie entscheiden sich auch nicht dafür, Raucher zu bleiben.
2. Raucher genießen es nicht, Tabak zu rauchen. Sie meinen nur, es zu genießen, weil sie drogensüchtig sind und sich schlecht fühlen, wenn sie nicht rauchen dürfen.

Tabak hat auf der ganzen Welt schon mehr Menschen getötet als alle Kriege zusammengenommen.

Als ich den Vertreter von FOREST fragte, ob er auch dafür sei, Heroin zu legalisieren, antwortete er nicht darauf. Was war auf einmal aus seinem Plädoyer für die Freiheit des Individuums geworden? Schließlich fordert Heroin nur einen Bruchteil der Todesopfer, die Tabak fordert. Und was ist mit dem Recht von Nichtrauchern auf frische Luft zum Atmen?

Wenn wir schon bei dem Thema der freien Entscheidung sind, beantworten Sie doch einmal folgende Fragen für sich:

1. Wie hoch schätzen Sie die Zahl der Nichtraucher weltweit, die sich wünschen, Raucher zu sein?

2. Wie hoch schätzen Sie die Zahl der Ex-Raucher weltweit, die lieber noch Raucher wären?

3. Wie viele Raucher kennen Sie, die sich noch einmal ihre erste Zigarette anstecken würden, wenn sie die Zeit zurückdrehen könnten?

Wenn Sie ehrlich sind, lauteten die Antworten wie folgt:

1. Null.
2. Null.
3. Null.

Niemand möchte gerne Raucher sein. Ungeachtet des ganzen Unsinns von wegen Genuss, Wohlbefinden, Entspannung und Stressabbau hält uns nur eines am Rauchen: **Angst.** Angst, wir könnten das Leben nicht mehr genießen oder meistern; Angst, ein schlimmes Trauma durchmachen zu müssen, wenn wir aufhören wollen; und Angst, niemals ganz frei von Verlangen zu sein. Dabei denken wir überhaupt nicht daran, dass Nichtraucher unter keiner dieser Ängste leiden und die Zigarette diese Schrecknisse nicht beseitigt, sondern sie erst auslöst. Diese ungerechtfertigten Ängste sind so groß, dass sie die tatsächlichen Gefahren des Rauchens klein erscheinen lassen.

GEFÄHRLICHE VORBILDER

Eine besondere Gruppe von Rauchern hat, bewusst oder unbewusst – großen Anteil daran, uns in die Falle zu locken und dort gefangen zu halten: die Schauspieler.

Hollywood ist nicht unwesentlich schuld an der Illusion, Rauchen sei mit Glamour und Coolness verbunden. Diese Gehirnwäsche war sicher daran beteiligt, dass

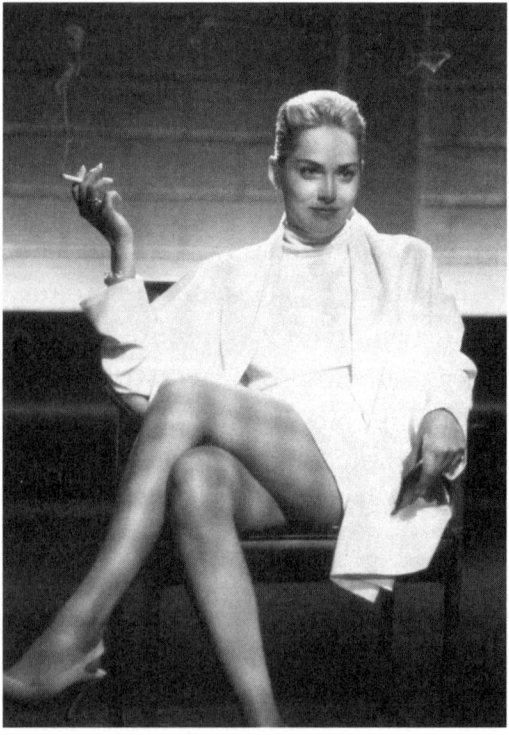

Sharon Stone in verführerischer Pose mit Zigarette in *Basic Instinct* (1992). Drehbuchautor und Produzent Joe Eszterhas, selbst starker Raucher, bekam Kehlkopfkrebs und bedauerte es später außerordentlich, dass in seinen Filmen das Rauchen verherrlicht wurde.

es mich und meine Freunde erwischt hat. Von Marlene Dietrich bis Leonardo DiCaprio haben Bilder von Filmstars mit einer Zigarette in der Hand zahllose Menschen animiert, mit dem Rauchen anzufangen.

In den 1970ern, als man sich allmählich der Gefahren des Rauchens bewusst wurde, machte auch Hollywood einen Rückzieher, und Filmszenen, in denen geraucht wird, wurden selten im Vergleich zu den Tagen von Greta Garbo, Humphrey Bogart, James Dean und Audrey Hepburn. Doch nun ist man im amerikanischen Film wieder voll dabei, und es wird auf der Leinwand wieder genauso viel geraucht wie in den 1950er-Jahren, obwohl sich die Zahl der Raucher in Amerika in den letzten 50 Jahren halbiert hat.

Es besteht kein Zweifel daran, dass Hollywoodstars früher wie heute massenhaft Menschen zum Rauchen verführt haben. Einige von ihnen wurden dafür großzügig entlohnt und waren sich der traurigen Folgen für die Betroffenen vielleicht nicht einmal bewusst.

Doch nicht nur Filmstars rühren die Werbetrommel für das Rauchen. Rockstars, Fernsehstars und die Mitspieler in den Reality-Shows – sie alle werden zu Vorbildern, und wenn sie rauchen, machen es ihnen Tausende ihrer Fans nach.

MIT DEN AUSREDEN AM ENDE

Als mir keine Ausreden mehr dafür einfielen, warum ich noch immer rauche, führte ich den Nobelpreisträger und Friedensaktivisten Bertrand Russell als Beispiel an. Sollten Sie nun den Verdacht hegen, ich wolle mich damit nur als Intellektueller darstellen, lassen Sie mich klarstellen, dass ich nie ein Wort von dem, was er geschrieben hat, gelesen habe. Ich weiß nur zwei Dinge von ihm: 1) Er war ein Genie, und 2) Er hatte ständig eine Zigarette im Mundwinkel hängen. Er lieferte mir eine neue Ausrede: »Ich weiß nicht, warum ich rauche, aber dieser Mann ist ein Überflieger, und wenn er raucht, dann gibt es einen guten Grund dafür, sonst würde er es nicht tun.«

Oft tragen die Helden, die wir verehren, dazu bei, die Mythen über das Rauchen aufrechtzuerhalten. Nehmen wir als Beispiel das Idol meiner Kindheit, Sherlock Holmes. Sein Schöpfer, Arthur Conan Doyle, war Arzt, und ich war sicher, er selbst stünde seiner Hauptfigur in Intellekt und logischen Fähigkeiten in nichts nach. Ein komplizierter Sachverhalt ist bei ihm ein »Drei-Pfeifen-Problem«. Für mich war das der Beweis, dass Rauchen die Konzentration fördere.

Ich war mir dessen nicht bewusst, welchen Anteil Bogart, Russell, Holmes und viele andere Berühmtheiten und Helden daran hatten, wie ich über das Rauchen dachte. Man muss nicht einmal bewusst darüber nachdenken; unterbewusst folgert das Gehirn: Es kann nicht so unsinnig sein. Alle diese willensstarken, intelligenten, erfolgreichen Leute rauchen. Die würden das doch nicht tun, wenn es ihnen nichts brächte.

Um das alles vollends zu verstehen, müssen wir uns vor Augen führen, welchen Einfluss Vorbilder nicht nur auf unsere Kinder und Enkel ausüben, sondern auch auf uns selbst. Man vergisst leicht, dass Rauchen die häufigste Todesursache ist, wenn selbst eine Comicfigur wie Popeye dauernd eine Pfeife im Mund hat. Wozu sollte die Pfeife außerdem gut sein, außer den Mythos aufrechtzuerhalten, Rauchen sei auch für die ganz Starken noch eine zusätzliche Stütze?

Manche behaupten, die übermäßige Präsenz von Drogen, Sex und Gewalt im Fernsehen beeinflusse das Verhalten der Zuschauer nicht, die Programme spiegelten nur den Zustand der modernen Gesellschaft wider. Wenn man diese Meinung vertritt, heißt das gleichzeitig auch, Werbung ist absolut unwirksam, Anzeigen sind völlige Geldverschwendung, und es ist reiner Zufall, dass in den 1960er-Jahren Tausende Teenager mit einem Beatles-Haarschnitt durch die Gegend liefen.

Der Großteil dessen, was wir wissen, wie wir denken und wie wir handeln, resultiert direkt daraus, mit welchen Informationen wir aus unterschiedlichen Quellen versorgt werden.

Wenn uns dann irgendwann aufgeht, dass die Personen, die wir für Halbgötter hielten, auch nur Menschen sind, dämmert uns gleichzeitig, dass sie nicht rauchten, weil es abgehoben und cool ist, sondern weil sie genau wie wir in die Falle getappt sind, und sich ebenfalls wünschen, sie würden nicht rauchen. Clint Eastwood wirkte in seinen Filmen nicht so hart und abgeklärt, weil er rauchte, sondern weil er einfach cool aussah. Sein Charisma strahlte auf die Zigaretten ab, nicht andersherum.

ZUSAMMENFASSUNG

- Wir fangen aus Dummheit mit dem Rauchen an.
- In einer Krise helfen Zigaretten nicht, sondern sie machen alles nur noch schlimmer.
- Raucher pflegen den Mythos, Rauchen sei ein Genuss und eine Hilfestellung – glauben Sie ihnen nicht.
- Raucher lügen, um sich zu rechtfertigen. Am Ende glauben sie ihre eigenen Lügen.
- Stars verleihen dem Rauchen die Aura von Glamour und Coolness, aber das ist ein Trugbild.
- Niemand ist gerne Raucher.

11.

Ersatzstoffe

~~~~~~~~~~~~~~~~~~~~~~~~~~~~~~~~ **IN DIESEM KAPITEL** ~
- Warum es keine »gesunden« Zigaretten geben kann
- Was Nikotin in einer anderen Verpackung mit Ihnen macht
- Warum Sie keine Ersatzstoffe brauchen
~~~~~~

ERSATZSTOFFE HALTEN DIE ABHÄNGIGKEIT AUFRECHT

Viele Raucher probieren es mit Ersatzstoffen wie Nikotinkaugummis oder -pflastern, doch diese helfen nicht beim Aufhören, sondern verstärken die Sucht und lassen sie andauern.

In die Suche nach einer harmlosen Alternative zum Tabak sind schon Unsummen geflossen. Mit »harmlos« meine ich eine, die Sie nicht umbringt.

Sogar einige Tabakkonzerne versuchten in der Vergangenheit, nikotinfreie Zigaretten einzuführen. Sie

157

investierten viel Geld in Forschung und Werbung und stellten das Vorhaben dann sang- und klanglos wieder ein. Die Tabakindustrie macht immense Profite mit dem Verkauf des schlimmsten Giftes, das die Gesellschaft kennt. Wie gut müsste sie erst daran verdienen, wenn Raucher für eine Zigarette Geld bezahlen, die sie nicht ganz so schnell umbringt? Und wie viele Nichtraucher und ehemalige Raucher wären zu gewinnen! Warum hat sich die Idee also nicht durchgesetzt?

Hier ist meine Erklärung: Haben Sie schon einmal eine dieser Kräuterzigaretten geraucht? Sie wissen schon, diese ekligen, stinkenden Dinger, von denen man rein gar nichts hat. Mag schon sein, dass sie schrecklich stinken, doch ging Ihnen das mit Ihrer Hausmarke anfangs nicht genauso? Aber Sie haben trotzdem weitergeraucht – mit Kräuterzigaretten würde einem das nicht passieren. Die Tabakkonzerne erkannten, dass man Zigaretten ohne Nikotin endlos rauchen könnte, ohne dass sich die Illusion einstellte, es sei ein Genuss. Nikotinsucht ist eben nicht eine der zahlreichen Nebenwirkungen des Rauchens, sondern der *einzige Grund*, warum Menschen rauchen.

Nikotinkaugummis schmecken fürchterlich, aber sie bedienen Ihre Sucht weiter. Solange Sie irgendetwas zu sich nehmen, das Nikotin enthält, bleiben Sie süchtig.

Genau das ist der Grund, warum die Tabakindustrie eine breite Palette rauchfreier Nikotinprodukte anbietet. Der in skandinavischen Ländern verbreitete Snus (ein feuchtes Tabak-Salz-Gemisch, das man sich portionsweise unter die Lippen steckt) wird in Geschmacksrichtungen angeboten, die man normalerweise mit Süßigkeiten verbindet. Die internationalen Tabakkonzerne kaufen mittlerweile Snus-Hersteller auf. R.J. Reynolds Tobacco bietet in den USA Camel Snus an, und bis zum Erscheinen dieses Buches werden dort weitere rauchfreie, oral verabreichte Alternativen zu Zigaretten auf dem Markt sein, die Namen tragen wie Camel Sticks, Camel Orbs und Camel Strips. Die Tabakindustrie kapituliert nicht vor den Rauchverboten. Sie hat weitreichende Pläne für Ihre nikotingeschwängerte Zukunft und die Ihrer Kinder.

Diese neuen Produkte, zusammengefasst unter dem Namen »Camel Dissolvables« (etwa »Camels Lösliche«), lösen sich im Mund auf. Sie werden in schicken Verpackungen angeboten. Strips wird es mit Minzgeschmack geben, Sticks in einer fruchtigen Geschmacksrichtung, Orbs in beiden Varianten. Diese Camel Dissolvables enthalten zwischen 0,6 und 3,1 mg Nikotin. Nikotinkaugummis gibt es in Konzentrationen von 2 mg bis 4 mg pro Streifen. Im Vergleich dazu inhalieren Raucher durchschnittlich 1 mg pro Zigarette. Worin unterscheiden sich die Produkte, die Ihnen die Tabakfirmen verkaufen, um Sie süchtig zu halten, und die Produkte, die Sie zur angeblichen Rauchentwöhnung in der Apotheke bekommen?

Trotz einer Studie, die 2007 von der American Cancer Society erstellt wurde und aufzeigt, dass Raucher, die auf rauchfreie Tabakprodukte umgestiegen sind, eine höhere Sterberate aufweisen, als Personen, die aufgehört oder überhaupt nie geraucht haben, entwickelte sich dieser Geschäftszweig zum Magneten für die Zigarettenhersteller – die sich des Problems durchaus bewusst sind. »Der Verbraucher sollte über die potenziellen Gefahren sämtlicher Tabakprodukte aufgeklärt sein. Es gibt keines, das sicher ist, und keines ohne Risiken«, sagte David Howard von R.J. Reynolds.

Wenn Sie sich heute als bemitleidenswerter Junkie fühlen, dann stellen Sie sich bitte vor, wie es in 20 Jahren Ihren Kindern gehen wird, wenn sie nach Nikotindrops süchtig sind, die ihnen einst freundliche Männer in Anzügen angeboten haben.

Die meisten Menschen hassen Spritzen. Selbst die Tapferen unter uns, die beim Anblick einer Nadel nicht gleich zittern, würden nicht behaupten, gerne eine Spritze zu bekommen. Doch Heroinsüchtige können es gar nicht erwarten, sich eine Nadel in die Haut zu stechen.

Denken Sie, das kommt daher, dass sie dann gleich einen unglaublichen Höhenflug erleben werden? Oder daher, dass sie wissen, die Panik und Niedergeschlagenheit, die sie gerade empfinden, wird in Kürze vertrieben sein, wenn auch nur vorübergehend?

Heroinsüchtige empfinden es nicht wirklich als Genuss, sich eine Spritze zu verabreichen. Es geht nur um das Ritual, mit dem sie die entsetzliche Panik vertreiben, die sich durch das Verlangen nach der Droge einstellt. Und Rauchen ist lediglich das Ritual, mit dem Nikotinsüchtige genau das Gleiche erreichen. Für beide Süchte gilt:

Menschen, die nicht süchtig sind, erleben diese Panik nicht.

Nichtraucher können sich den Panikzustand, der einen dazu bringt, sich eine Zigarette anzuzünden, gar nicht vorstellen. Es gibt frappierende Ähnlichkeiten zwischen Nikotin- und Heroinsucht. Aber in einem unterscheiden sie sich grundlegend: Heroinsüchtige wissen, dass sie sich eine Spritze geben, um sich Heroin zu verabreichen, wohingegen Nikotinsüchtige glauben, wegen des Genusses zu rauchen. Damit ist Nikotinsucht viel subtiler als die Sucht nach Heroin.

Solange wir Rauchen als Genuss betrachten, bleiben wir in der Nikotinfalle gefangen und rauchen weiter oder konsumieren Ersatzstoffe. Wir glauben, es zu genießen, weil es das Gefühl der Leere und Unsicherheit aufzuheben scheint, das wir empfinden, wenn das Nikotin im Körper abgebaut wird. Doch anstatt dieses Gefühl zu vertreiben, hat die erste Zigarette es in unsere Welt

161

treten lassen, und jede weitere sorgt einfach nur dafür, dass wir es immer wieder neu verspüren. Von diesem äußerst unangenehmen Gefühl für immer frei zu sein ist einer der wunderbaren Aspekte am Aufhören.

Hätte ich dieses Buch vor 300 Jahren geschrieben, müsste hier stehen: »Es bereitet Ihnen überhaupt keinen Genuss, Pulver durch die Nase hochzuziehen. Schnupftabak ist nichts anderes als eine nikotinhaltige Substanz. Das Schnupfen ist Ihre Methode, sich Nikotin zuzuführen. Und dieses Nikotin ist die Ursache Ihres Problems.«

BLEIBEN SIE NICHT AM KAUGUMMI KLEBEN!

In unsere Seminare kommen sehr viele ehemalige Raucher, die süchtig nach Nikotinkaugummis sind, und viele von ihnen rauchen daneben weiterhin Zigaretten. Wir hatten auch schon Raucher, die Nikotinpflaster trugen und diese abnahmen, wenn sie eine Zigarette rauchten. Wenn sie damit fertig waren, klebten sie sich das Pflaster wieder auf. Vielleicht ist das der Trend der Zukunft. Vor 300 Jahren hätten wir Tabakpulver durch die Nase hochgezogen, um unsere Dosis zu bekommen. Wer sagt, dass es nicht wieder so sein wird, gerade angesichts der Tatsache, dass selbst Ärzte Kampagnen unterstützen, die nach alternativen Wegen suchen, um Nikotin in den Körper zu befördern? Und warum sind sie immer noch auf der Suche? Wird nicht auch im medizinischen Bereich inzwischen laut zugegeben, dass Nikotinpflaster nichts bringen?

Diese Nikotinprodukte werden als »Nikotinersatztherapie« bezeichnet. Dieser Ausdruck ist völlig irreführend; besser hießen sie »Nikotin*beibehaltungs*therapie«, denn bei der Nikotinersatztherapie wird das Nikotin nicht durch etwas anderes ersetzt, sondern beibehalten. Im Grunde kann von Therapie keine Rede sein. Es kommen immer mehr Nikotinprodukte auf den Markt, die nicht einmal mehr vorgeben, Ihnen beim Aufhören zu helfen, sondern als dauerhafte Alternative zu Zigaretten angeboten werden.

Das ist auch das Verkaufsargument für Nicogel, ein Nikotingel: »Nicogel hilft dann, wenn Raucher nicht rauchen dürfen, was immer häufiger der Fall ist. Heute ist Nicogel die Rettung auf Flügen, am Arbeitsplatz, in Bars und Restaurants, im Kino und an vielen anderen öffentlichen Orten.«

Man muss wahrlich kein Genie sein, um zu verstehen, dass ein Drogensüchtiger nicht von seiner Sucht freikommt, wenn man ihm die Droge gibt, nach der er süchtig ist. Dennoch ist genau das eine der Methoden, mit denen Regierung und Ärzteschaft, beeinflusst von Pharmafirmen, die Nikotinersatztherapien anbieten, dem Problem zu Leibe rücken wollen. Dabei werden in Kampagnen Millionen von Steuergeldern vergeudet, um die Taschen der ohnehin schon schwerreichen Pharmaindustrie noch mehr zu füllen – mit dem Effekt, dass Nikotinsüchtige in ihrem Gefängnis gehalten werden. Das ist ein Skandal.

Stellen Sie sich vor, Ihr Gegenüber klebt sich bei einem festlichen Abendessen nach dem Dessert ein Pflaster auf den Arm und verkündet: »Ich brauche das nicht, es tut einfach nur gut. Es gibt nichts Entspannenderes, als sich nach dem Essen ein nettes Pflaster aufzukleben!«

Das würde so natürlich keiner sagen. Die gängige Erklärung der Pflasterträger lautet: »Es hilft gegen die körperlichen Entzugserscheinungen, aber natürlich nicht gegen die psychischen.« Dass es überhaupt kein körperliches Problem gibt, kommt ihnen überhaupt nicht in den Sinn. Es ist alles nur eine Frage der Psyche.

Mediziner verteidigen die Nikotinersatzstoffe mit dem Argument, dass sie zumindest nicht die ganzen anderen schädlichen Gifte enthalten, die Raucher aufnehmen – wenn sie schon nicht unbedingt dazu dienen, die Nikotinsucht zu beseitigen.

Wenn Sie weiterhin nikotinsüchtig bleiben wollen, ist das vielleicht hilfreich. Doch ist es nicht einer Ihrer stärksten Beweggründe, dieses Buch zu lesen, dass Sie sich aus der Versklavung durch das Rauchen befreien wollen? Es ist eine Horrorvorstellung, bis an das Lebensende nach Nikotin, in welcher Form auch immer, süchtig zu sein. Fragen Sie Ihren Arzt nach etwas, das hilft, mit dem Rauchen aufzuhören, wird er Ihnen sehr wahrscheinlich eine Nikotinersatztherapie verordnen. Das ist völlig verantwortungslos. Er empfiehlt ein hochwirksames Gift gegen eine Krankheit, die nur existiert, weil das Opfer dieses Gift bereits zu sich nimmt; gegen eine Krankheit, gegen die es nur ein Mittel gibt: dieses Gift nicht mehr zu konsumieren. Nikotinsucht ist immer schädlich, egal in welcher Form sie auftritt und von welchem Standpunkt aus man sie betrachtet.

VORSICHT GIFT!

Nikotin ist ein starkes Gift. Die Definition im Lexikon lautet: »Eine giftige, süchtig machende, farblose, ölige Flüssigkeit, die als wichtigster aktiver Bestandteil in Tabak und Insektiziden enthalten ist.« Eine Enzyklopädie der medizinischen Wirkstoffe nennt als Nebenwirkungen: »Übelkeit, Benommenheit, Kopfschmerzen, grippeähnliche Symptome, Herzklopfen, Magenverstimmung, Schlaflosigkeit und unruhige Träume sowie Muskelschmerzen. Pflaster können lokale Irritationen auf der Haut hervorrufen. Sprays können Reizungen in Hals und Nase bewirken sowie Nasenbluten, tränende Augen und Tinnitus. Kaugummis können Halsreizungen, Geschwüre im Mundraum und manchmal ein Anschwellen der Zunge nach sich ziehen. Inhalieren kann zu Wundsein in Mund oder Hals, Halsgeschwüren, einer geschwollenen Zunge, Husten, laufender Nase und Nebenhöhlenentzündung führen.«

WOLLEN SIE DEN KAMPF VERLÄNGERN?

Die Praxis zeigt, dass Raucher, die zu Nikotinersatzstoffen greifen, früher oder später wieder rauchen. Der Konsum von Kaugummis oder das Tragen eines Pflasters verheißen wenig Genuss. Also sind sie irgendwann genötigt, sich als das zu sehen, was sie sind: bemitleidenswerte Nikotinsüchtige. Da ist es doch viel einfacher, zur Zigarette zurückzukehren. Denn dann können sie sich zumindest einreden, sie würden wegen des Genusses rauchen und sich wieder mit anderen, ebenso bemitleidenswerten Nikotinsüchtigen zusammenrotten.

Warum sehen Sie sich überhaupt nach Ersatzstoffen um? Dahinter steckt, dass Sie vom Rauchen loskommen wollen, aber Angst haben, mit den Entzugserscheinungen nicht fertigzuwerden, also verwenden Sie einen Ersatz, der Sie mit Nikotin versorgt, während Sie sich mit irgendetwas anderem beschäftigen, das vielleicht an Ihrer Sucht schuld sein könnte. Dann, wenn Sie denken, Ihr einziges noch verbleibendes Problem sei das Nikotin, reduzieren Sie schrittweise die Dosis, bis Sie bei null angekommen sind und es nicht mehr vermissen. So der Plan. Nur leider funktioniert er nicht. Wenn es so wäre, könnte man beweisen, dass die Nikotinersatztherapie wirkt. Doch ganz offensichtlich ist sie zum Scheitern verurteilt.

Obwohl Sie wissen, dass Rauchen Ihnen ernsthafte Probleme beschert, glauben Sie, Zigaretten hätten Ihnen auch etwas zu bieten. Wenn es doch nur einen Ersatzstoff gäbe, der alle Vorteile beinhaltet und keinen der Nachteile! Auf die Beeinträchtigung Ihrer körperlichen und geistigen Gesundheit, auf die Kosten, die Versklavung, das Schmuddelige und die gesellschaftliche Ächtung verzichten Sie gerne. Aber Sie wollen das Gefühl der Entspannung, wenn Sie sich eine Zigarette anzünden.

Ich habe eine gute Neuigkeit für Sie: Dieses Gefühl der Entspannung haben Nichtraucher ständig! Wenn Sie sich eine Zigarette anzünden, tun Sie das, um das Gefühl der Leere und Unsicherheit zu beenden, das sich im Körper einstellt, wenn das Nikotin abgebaut wird – ein Gefühl, das Nichtraucher gar nicht kennen. Im Grunde rauchen Sie nur, um genauso entspannt zu sein wie ein Nichtraucher. Aber es gibt nur eine Möglichkeit, sich wie ein Nichtraucher zu fühlen, nämlich einer zu werden.

Um glücklicher Nichtraucher zu werden, muss Ihnen klar sein, dass Sie nichts zu verlieren, aber viel zu gewinnen haben.

Aber eine Sekunde, ich höre Sie jammern, was ist mit den schweren körperlichen Entzugserscheinungen? Sicher ist eine langsame Reduzierung des Nikotinkonsums hilfreich, oder? **Nein, auf keinen Fall!** Manche sogenannte Experten meinen, es sei schwer aufzuhören, weil man gegen zwei mächtige Gegner ankämpfen muss: die Gewohnheit und die schlimmen Entzugserscheinungen. Wenn das so wäre, würde es vielleicht helfen, die beiden der Reihe nach anzugehen. Während man sich gegen die Gewohnheit stemmt, kann man dem Körper weiter Nikotin zuführen. Hat man über die Gewohnheit gesiegt, kann man schrittweise das kleine Nikotinmonster aushungern, indem man ihm immer weniger Nikotin gibt.

Doch das funktioniert nicht. Denken Sie daran: **Rauchen ist keine Gewohnheit, sondern eine Sucht!**

Aber: Der körperliche Entzug ist kaum spürbar.
Um erfolgreich mit dem Rauchen aufzuhören, müssen Sie zwei Gegner besiegen – aber keiner der beiden heißt »Gewohnheit«, und Sie werden nicht unter Schmerzen leiden. Der eine Gegner ist das kleine Nikotinmonster in Ihrem Körper; es ist so schwach, dass es keinen langsamen Entwöhnungsprozess braucht. Man hat vom kleinen Monster lediglich zu befürchten, dass es das große Monster in Ihrem Gehirn anstachelt. Das große Monster interpretiert den Entzug beim kleinen Monster als das Gefühl: »Ich brauche/ich will eine Zigarette.« Dadurch haben Sie den Eindruck, auf etwas verzichten zu müssen, und fühlen sich niedergeschlagen, wenn Sie keine Zigarette bekommen. Wenn Sie das kleine Monster weiterhin mit Nikotin füttern, halten Sie damit beide Monster am Leben.

Greifen Sie auch nicht zu anderen, nicht nikotinhaltigen Ersatzbefriedigungen wie Süßigkeiten, Schokolade, Pfefferminzdrops oder normalem Kaugummi. Das Gefühl der Leere und Unsicherheit, bedingt durch den Abbau des Nikotins im Körper, fühlt sich ähnlich an wie Hunger, doch Essen hilft nicht dagegen.

Wenn Sie einen solchen Ersatz konsumieren, verlagern Sie das Problem nur, anstatt es zu beseitigen. Brauchen Sie einen Ersatz für Grippe, wenn diese abklingt? Suchen Sie nach einer anderen Krankheit als Ersatz? Das Schlimme bei Ersatzstoffen, ob mit oder ohne Ni-

169

kotin, ist, dass sie die Illusion nähren, Sie müssten ein Opfer bringen.

»Die Zigaretten fehlen mir überhaupt nicht. Ich habe es zuvor mit kaltem Entzug probiert. Ich habe es immer wieder mit Hypnose probiert, aber diesmal ist es völlig anders. Meine Haut fühlt sich besser an. Ich fühle mich besser. Ich kann besser atmen. Ich kann Ihnen nicht erklären, wie es funktioniert, nur dass es rein psychisch ist, warum man raucht. Ich bin wirklich stolz auf mich und überrascht, dass es so einfach ging.«

Carol Harrison, Darstellerin in der britischen TV-Serie EastEnders

ZUSAMMENFASSUNG

- Nikotinersatztherapie hält Sie in der Sucht gefangen.
- Die Tabakindustrie hat ein Interesse, uns nach Nikotin in jeglicher Form süchtig zu halten.
- Die Pharmaindustrie konkurriert nun, unterstützt von Regierungen und der Ärzteschaft, mit der Tabakindustrie um Marktanteile unter den Nikotinsüchtigen.
- Alle Ersatzstoffe stärken die Illusion, wir würden ein Opfer bringen, wenn wir aufhören.

12.

Das Gewicht

~~~~~~~~~~~~~~~~~~~~~~~~~~~~~~~~ **IN DIESEM KAPITEL** ~
- Warum Rauchen nichts mit Schlanksein zu tun hat
- Warum Essen als Ersatzbefriedigung nicht funktioniert
- Wie Sie aufhören, ohne zuzunehmen
~~~~~~

DÜNN IST NUR DIE FAKTENLAGE

Wenn Raucher mit der Willenskraft-Methode aufhören, nehmen sie oft zu und folgern daraus, Rauchen halte sie schlank. Dieses Märchen werde ich im Folgenden entkräftigen und Ihnen zeigen, wie Sie aufhören können, ohne zuzunehmen.

»Ich bin nicht zu schwer, ich bin nur zehn Zentimeter zu klein für mein Gewicht.« – So witzelte ich früher über mein unvorteilhaftes Äußeres. Wohlgemerkt: Ich spreche nicht von der Phase, nachdem ich aufgehört habe,

171

sondern von der Zeit, in der ich Kettenraucher war. Obwohl ich nur eine Mahlzeit am Tag zu mir nahm, hatte ich permanent um die zwölf Kilo Übergewicht. Entgegen der landläufigen Meinung hielt Rauchen mich nicht schlank. Aber viele Raucher legen wirklich an Gewicht zu, wenn sie aufhören. Ich bin mir sicher, Sie kennen selbst einige Beispiele dafür. Auch mir ging es so. Nach jedem Versuch wurde ich dicker – mit einer wichtigen Ausnahme: Als ich das letzte Mal und endgültig aufhörte zu rauchen, nahm ich in den ersten sechs Monaten, nachdem ich meine letzte Zigarette ausgedrückt hatte, zwölf Kilo ab. Fazit: Rauchen hält nicht schlank.

Unter den Hunderttausenden Rauchern, denen wir mit der Allen-Carr-Methode helfen konnten, war nicht ein einziger, der von sich erzählte, er habe sich bewusst dafür entschieden, sein Leben lang zu rauchen. Immer dachten sie, sie probieren es nur mal aus, und schon saßen sie in der Falle. Manche berichten, sie haben zu rauchen angefangen, um ihr Gewicht unter Kontrolle zu halten – doch das ist mitnichten der Grund, warum sie weiterrauchen. Sie wurden genau wie wir anderen süchtig.

Wir sprachen an früherer Stelle über die Tatsache, dass Nikotinentzug und Hunger sich ähnlich anfühlen. Nach dem Aufwachen kümmern sich sowohl Raucher wie auch Nichtraucher um eine Reihe von Bedürfnissen. Wir erleichtern unsere Blase, wir stillen den Durst, Nichtraucher tun auch etwas gegen den Hunger. Raucher stecken sich eher eine Zigarette an. Das Gefühl der Leere, das durch den Nikotinentzug entsteht, ist fast nicht vom Gefühl des Hungers zu unterscheiden. Diese Ähnlichkeit stiftet Verwirrung in Bezug auf Essen und Rauchen. Doch obwohl das Gefühl der Leere gleich ist, mildert Essen nicht den Entzug vom Nikotin und Nikotin nicht den Hunger. Da sich der Körper des Rauchers an das Nikotin gewöhnt, verspürt er nicht einmal beim Rauchen einen kompletten Rückgang der Entzugserscheinungen. Raucher verspüren deshalb eine Art Dauerhunger und greifen folglich ständig nach Essbarem oder Zigaretten oder beidem, um die Leere zu füllen. Die Zahl an Zigaretten, die sie täglich rauchen können, wird durch Rauchverbote, ihre Arbeit, ihre finanziellen Verhältnisse, die Belastbarkeit ihrer Lunge und viele andere Aspekte limitiert. Wenn sie nicht rauchen können, essen sie oft. Deshalb sind die meisten starken Raucher nicht schlank, wie man meinen könnte, wenn Rauchen tatsächlich beim Abnehmen helfen würde, sondern übergewichtig, wie auch ich damals.

Warum aber nehmen Raucher oft zu, wenn sie aufhören? Weil der Körper in den ersten paar Tagen, nachdem sie die letzte Zigarette ausgedrückt haben, noch den Nikotinentzug wahrnimmt und instinktiv nach etwas verlangt, das die Leere füllt. Sie erinnern sich, was wir im vorhergehenden Kapitel über Ersatzbefriedigungen sagten. Zunächst sind das vielleicht Kaugummis oder Pfefferminzbonbons, doch diese helfen nicht gegen das Gefühl der Leere, sodass die Frustration wächst und Sie immer reizbarer werden. Durch das dauernde Kauen wird die Reizbarkeit sogar noch verstärkt.

Nun erwarten Ihr Körper und Ihr Gehirn kleine Belohnungen, doch Sie haben Kaugummis und Pfefferminzbonbons satt und greifen eher nach etwas Handfesterem, das mehr sättigt und mehr Kalorien enthält. Und jedes Mal, wenn Sie zu einem Ersatz greifen, erinnern Sie sich daran, dass Sie im Grunde nicht diesen Ersatz wollen, sondern eine Zigarette. Sie konsumieren den Ersatz, um die Leere zu füllen, doch das gelingt nicht und erzeugt stattdessen das Gefühl, ein Opfer zu bringen; dieses Gefühl wird zu Ihrem ständigen Begleiter.

Vielleicht haben Sie schon einmal gehört, dass Sie zunehmen, wenn Sie mit dem Rauchen aufhören, weil Rauchen den Stoffwechsel beschleunigt. Falls das stimmt, dann frage ich mich, warum mein Stoffwechsel sich nicht verlangsamte, als ich endlich für immer zu rauchen aufhört. Immerhin nahm ich ja zwölf Kilo ab, statt zuzunehmen. Sie finden immer irgendeinen Experten, der eine komplizierte Theorie vertritt, obwohl die richtige Lösung auf der Hand liegt: Raucher nehmen zu, wenn sie zu rauchen aufhören, weil sie anfangen, das Nikotin durch Essen zu ersetzen. Rauchen macht Sie tendenziell eher übergewichtig, nicht nur, weil es ein dauerndes hungerähnliches Gefühl hervorruft, sondern auch, weil Sie aufgrund der vom Rauchen verursachten Schlappheit körperlichen Aktivitäten aus dem Weg gehen.

Je stärker Ihre Sucht ist und je ungesünder Sie sich fühlen, umso mehr vermeiden Sie jegliche Betätigung, die Sie vom Rauchen abhalten würde.

Ein wichtiger Punkt bei der Allen-Carr-Methode ist es, dass Sie Ihr Leben nicht umkrempeln, nur weil Sie zu rauchen aufhören. Ich werde das später noch genauer ausführen. Aber es ist eine Tatsache, dass Sport für einen schnelleren Adrenalinabbau und Glücksgefühle sorgt. Er ist der beste Stimmungsaufheller überhaupt und lässt Sie die Freude am Leben spüren. Wenn Sie keine Kondition haben, beginnen Sie langsam und setzen Sie sich keine zu hohen Ziele. Dazu besteht kein Anlass. Sie haben noch Zeit bis zum Ende Ihres Lebens.

Was hat es dann mit den Rauchern auf sich, die schlank sind, und mit all den Nichtrauchern, die Übergewicht haben? Ich will keineswegs behaupten, nur Raucher hätten Gewichtsprobleme. Nikotinabhängigkeit und Gewichtsprobleme sind einfach zwei verschiedene Themen. Wichtig ist: Ex-Raucher nehmen nur zu, weil Sie das Aufhören falsch anpacken.

Ich nahm nicht zu, nachdem ich die letzte Zigarette

ausgedrückt hatte, weil ich diesen besonderen Moment der Offenbarung erlebt hatte. Ich hatte nicht das Gefühl, auf etwas verzichten zu müssen, und ich war nicht niedergeschlagen. Im Gegenteil, ich war voller Euphorie. Eine dunkle Wolke hatte über meinem Leben gehangen und sich urplötzlich in nichts aufgelöst. Ich brauchte keine Ersatzstoffe, und ich war kein elender Sklave des Nikotins mehr. **Ich war frei!**

»DIÄT-ZIGARETTEN« GIBT ES NICHT

Ich kann Ihnen versichern, wenn Sie Ihr Rauchproblem gelöst haben, ist Ihr Selbstvertrauen viel größer und Sie fühlen sich wohler, sodass Sie weitaus besser gerüstet sind, auch andere Probleme anzugehen – inklusive das mit dem Gewicht, falls Sie tatsächlich ein paar Kilo zu viel auf den Rippen haben sollten.

Sie dürfen nur nicht anfangen, zwischen den Mahlzeiten zu naschen, denn dann nehmen Sie nicht nur zu, sondern werden auch nie ganz frei von der Sucht, weil das eine andere Form des Ersatzes wäre.

Mein Buch *Endlich Wunschgewicht!* zeigt, wie Sie zu Ihrem Idealgewicht kommen, ohne eine Diät einhalten zu müssen oder das Gefühl zu haben, auf etwas verzichten zu müssen.

Manche Menschen denken, Zigaretten regulieren

den Appetit. Diese Annahme beruht auf der falschen Einschätzung mehrerer Zusammenhänge. Erstens haben Raucher, die mit der Willenskraft-Methode aufhören, das Gefühl, auf etwas verzichten zu müssen, und neigen dazu, Essen oder Trinken als Ersatz zu wählen. Deshalb nehmen sie zu. Mit der Allen-Carr-Methode gibt es das Gefühl, auf etwas verzichten zu müssen, nicht, daher entfällt die Suche nach einem Ersatz, und es kommt zu keiner Gewichtszunahme.

Zweitens fühlt sich die Leere und Unsicherheit aufgrund des körperlichen Nikotinentzugs wie Hunger an, weshalb wir beides leicht verwechseln. Wenn wir eine Zigarette rauchen, verschwindet dieses Gefühl, und wir meinen fälschlicherweise, Rauchen stelle den Hunger ab, während es in Wirklichkeit nur die Auswirkungen des Nikotinentzugs vorübergehend beseitigt.

Und drittens: Wissen Sie, was passiert, wenn ein Nichtraucher Hunger bekommt und in den folgenden Minuten nichts isst? Das Hungergefühl verschwindet wieder. Bei Rauchern passiert das Gleiche, egal, ob sie rauchen oder nicht – doch wenn Sie sich in einer solchen Situation eine Zigarette anstecken, schreiben Sie das Nachlassen des Hungers der Wirkung der Zigarette zu. Sie erkennen nicht, dass der Hunger bei jemandem, der nicht raucht, genauso verschwindet. Nichtraucher können dieses Phänomen nicht auf Zigaretten zurückführen, weil sie ja nicht rauchen. Ihnen fällt es meist gar nicht auf. Wenn Sie Ihr Essverhalten unter Kontrolle haben, dann nicht dank, sondern *trotz* des Rauchens. Haben Sie schon einmal von einer »Diät-Zigarette« gehört? Stellen Sie sich vor, ein solches Produkt würde es geben und die Packungsaufschrift verspräche, diese Zigaretten würden Ihnen im Rahmen einer kalorienreduzierten Diät helfen abzunehmen, weil sie den Appetit zügeln. Zigaretten sind aber keine Appetitzügler. Wären sie es, würden die Hersteller das sofort auf den Packungen vermerken.

‿‿‿‿‿‿‿‿‿‿‿‿‿ ZUSAMMENFASSUNG ‿

- Warum sind so viele Raucher übergewichtig, wenn Rauchen schlank hält?
- Nikotinentzug fühlt sich ähnlich an wie Hunger.
- Der Hunger nach Essen ist etwas Natürliches, das Verlangen nach einer Zigarette etwas künstlich Herbeigeführtes.
- Raucher, die mit der Willenskraft-Methode aufhören, neigen dazu, das Nikotin durch Essen und Trinken zu ersetzen.
- Wenn Sie mit der Allen-Carr-Methode aufhören, brauchen Sie keine Ersatzstoffe, und Sie werden auch nicht zunehmen.

13.

Alle Raucher sind gleich

RAUCHERINNEN

Die Emanzipation verschaffte Frauen die Freiheit, sich genauso verhalten zu dürfen wie die Männer. Leider auch in Bezug auf das Rauchen. Raucherinnen waren lange in der Minderheit, heute übertreffen sie zahlenmäßig in den meisten Ländern die Männer. Wie kam es dazu?

Zum einen haben Frauen typisch männliche Attitü-
den übernommen, wie etwa das Trinken oder Rauchen,
zum anderen hat die Tabakindustrie Millionen eingesetzt, um bei der weiblichen Zielgruppe die Meinung
zu etablieren, Rauchen sei sexy, verleihe eine besondere Aura, wirke elitär und sei hilfreich, um das Gewicht
zu halten. Die Angst zuzunehmen ist besonders unter
Frauen, die aufhören wollen, weit verbreitet. Doch wie
gesagt brauchen Sie sich mit der Allen-Carr-Methode
keine Sorgen um Ihr Gewicht zu machen.

Ich glaube nicht, dass die Zahl der Raucherinnen
steigt, weil die Frauen mit den Männern gleichziehen
wollen, wenn auch die Gleichstellung der Geschlechter
sicher eine gewisse Rolle spielt. Ich muss mich immer
wieder aufregen, wenn eine Frau von sich sagt, sie sei
»nur Hausfrau«. NUR Hausfrau! Im Vergleich zu anderen Tätigkeiten gehört die der Hausfrau sicher zu den
anstrengendsten.

Im Zuge der Emanzipation nehmen immer mehr Frau-
en zusätzlich zu Haushalt und Kindern ihre Erwerbstätig-
keit wieder auf. Es versteht sich von selbst, dass ihre Lebenssituation dadurch angespannter wird. Die Gleichstellung
von Mann und Frau mag ein großer Segen sein, doch zu
ihren negativen Auswirkungen gehört die zusätzliche Belastung der Frauen. Da einer der größten Irrtümer in Bezug auf das Rauchen ist, es helfe gegen Stress, sollte es nicht
weiter verwundern, dass heute mehr Frauen rauchen.

Seit Langem ist bekannt, dass es dem Baby schadet, wenn Schwangere rauchen, und es ist eine Schande, dass die Gesellschaft jungen Mädchen erst einmal erlaubt zu rauchen, um sie dann, wenn sie schwanger werden, durch emotionale Erpressung zu zwingen, sofort aufzuhören, oder sie an den Pranger zu stellen, weil sie keine Rücksicht auf das ungeborene Kind nehmen.

Manche Frauen haben Glück und stellen fest, dass die Natur dafür sorgt, dass sie in der Schwangerschaft gar keine Lust mehr haben zu rauchen, genau wie sich ihre Essgewohnheiten so verändern, dass es Mutter und Kind gut geht. Auch das ist eines der Wunder unseres menschlichen Körpers.

Andere Frauen entscheiden sich bewusst aufzuhören, schaffen es aber nicht. Selbst wenn ihr Baby dann gesund zur Welt kommt, tragen sie bis ans Ende ihres Lebens ein schlechtes Gewissen mit sich herum. Ich mag gar nicht daran denken, wie es diesen Müttern geht, wenn das Baby mit einer Beeinträchtigung zur Welt kommt.

Wenn eine werdende Mutter tatsächlich aufhört, dann meist nur für die Dauer der Schwangerschaft. Immer wieder erzählen Frauen, die aufgrund einer Schwangerschaft aufhörten, dass sie sich quasi schon eine Zigarette ansteckten, sobald die Nabelschnur durchtrennt war! Sie können sich vorstellen, warum. Die Geburt ist gut verlaufen, Mutter und Kind sind wohlauf, es gibt keinen Grund mehr für Befürchtungen, Schmerzen und Erschöpfung sind sofort vergessen, die Mutter wurde vom Zustand stärkster Anspannung in absolute Hochstimmung katapultiert, jene beiden Extreme, die sofort die Botschaft »Ich brauche eine Zigarette!« an das Gehirn eines Rauchers senden. Nun kommt noch hinzu, dass die Frau nicht mehr über den Blutkreislauf mit dem Baby verbunden ist und dieses keinen Schaden mehr nehmen kann.

Manche jungen Mütter widerstehen erst einmal dem unmittelbaren Drang, werden aber später doch schwach, und bedauerlicherweise hören nur sehr wenige Frauen wegen einer Schwangerschaft auf Dauer zu rauchen auf. Versuchen Sie jemand anderem zuliebe mit dem Rauchen aufzuhören, haben Sie immer das Gefühl, ein Opfer zu bringen, und meinen, auf etwas verzichten zu müssen. Hören Sie hingegen aus reinem Eigennutz auf, weil Sie das Leben als Nichtraucher viel intensiver genießen wollen, empfinden Sie es nicht als Verzicht und betrachten es als Glück, frei zu sein.

Viele Ärzte raten Schwangeren, die meinen, nicht ganz aufhören zu können, in bester Absicht, den Konsum dann eben einzuschränken. Das klingt vernünftig, doch weniger zu rauchen ist weitaus schwieriger als ganz aufzuhören, und anstatt nach wenigen Tagen nichts mehr vom Nikotinentzug zu spüren, sind sie und das Baby die ganzen neun Monate lang dem Entzug ausgesetzt. Gleichzeitig gräbt sich im Gehirn der Frauen die Vorstellung ein, eine Zigarette sei unglaublich kostbar. Nach der Geburt geht es ihnen dann wie nach einer Diät, bei der man die Motivation verloren hat, sich weiter zu kasteien, und sie rauchen mehr denn je.

Wir werden uns später noch eingehender damit beschäftigen, warum es gefährlich ist, weniger zu rauchen. Weiterführende Informationen zum Thema Schwangerschaft und Rauchen finden Sie in meinem Buch *Endlich Nichtraucher – für Frauen.*

Egal, welcher Charaktertyp Sie sind und wie Ihre Lebenssituation aussieht, ich will, dass Sie mit dem Rauchen aufhören, weil Sie danach viel mehr Freude am Leben haben werden. Es gibt einen einfachen Rat, dem Sie gewiss beipflichten werden, selbst wenn er in der Praxis gar nicht so leicht zu realisieren ist: »Hast du ein echtes Problem und kannst etwas dagegen tun, dann tu es! Kannst du nichts tun, akzeptiere es! Sich dauernd deshalb zu sorgen, hilft nicht im Geringsten.«

Wenn Sie rauchen, haben Sie ein echtes und ernstes Problem. Aber zum Glück können Sie etwas dagegen tun: **Hören Sie auf zu rauchen!** Wenn Sie das tun, werden Sie wie Millionen von Menschen vor Ihnen feststellen, dass viele Ihrer anderen Probleme gleich mit verschwinden.

GELEGENHEITSRAUCHER

In unserer von Jugend besessenen Zeit, in der alle die Folgen des Alterns aufhalten, aber auf nichts im Leben verzichten wollen, werden wir mit widersprüchlichen Informationen bombardiert, was gut für unseren Körper ist und was nicht. Als ich ein kleiner Junge war, hieß es, »Iss dein Gemüse auf«, und der beliebteste Spruch war: In Maßen genießen hat noch keinem geschadet!

Das heißt, Sie können alles tun, auch was schädlich für Sie ist, wenn Sie es nur nicht übertreiben. Das mag für bestimmte Dinge im Leben Gültigkeit besitzen, doch in Bezug auf das Rauchen ist es der schlechteste aller Ratschläge. Würden Sie jemandem, den Sie schätzen, empfehlen: »Versuch doch mal einen Schuss Heroin, eine kleine Dosis wird dich nicht gleich umbringen.«?

Es gibt zwei wesentliche Ursachen, warum ehemalige Raucher wieder süchtig werden. Erstens: Sie machen die Gehirnwäsche nie ganz rückgängig, deshalb bleibt unterschwellig das Gefühl des Verzichts erhalten. Zweitens: Sie erreichen ein Stadium, in dem sie sich ihrer Sache so sicher sind, dass sie beschließen, die berühmte Gelegenheitszigarette zu rauchen, und glauben, das tun zu können, ohne wieder süchtig zu werden.

Jeder Raucher, der schon einmal versucht hat, weniger zu rauchen, weiß genau, dass dies im besten Fall eine Weile gelingt. In unseren Seminaren erklären wir in großer Ausführlichkeit, warum Gelegenheitsrauchen und weniger rauchen nicht funktioniert.

Doch trotz dieser Informationen werden einige Raucher doch wieder süchtig, weil sie glauben, ihren Zigarettenkonsum kontrollieren zu können. Der gleiche Irrglaube hat Ihnen ja bereits den Weg in die Nikotinsucht geebnet. Im Idealfall sollte ein ehemaliger Raucher, selbst wenn er denkt, er habe eine Reihe überzeugender Gründe, sich eine Zigarette anzustecken, dies nicht tun, weil er weiß, er würde sein Leben lang wieder rauchen.

Machen Sie sich klar, dass es NUR EINE Zigarette nicht gibt – dann werden Sie auch nicht wieder süchtig.

Ich habe bisher noch keinen starken Raucher kennengelernt, der nicht die Gelegenheitsraucher beneiden würde. Diese erwecken den Eindruck, alles unter Kontrolle zu haben, die gelegentliche Zigarette zu genießen und dabei so wenig zu rauchen, dass es ihnen nicht schaden kann. Das ist eine Illusion.

Denken Sie daran:

1. Kein Raucher hat das Rauchen unter Kontrolle.
2. Rauchen hat nichts mit Genuss zu tun.
3. Kein Raucher ist glücklich darüber, dass er raucht.
4. Die nächste Zigarette könnte an Ihrem Tod schuld sein

ENTSPANNTE RAUCHER

Räumen wir ein für alle Mal mit dem Märchen vom glücklichen Wenigraucher auf. Den »entspannten Raucher« gibt es nicht. Sicher, einige Jugendliche werden nicht süchtig, nachdem sie die erste Zigarette probiert haben. Das sind die, die Glück haben. Andere werden Gelegenheitsraucher oder rauchen zwar regelmäßig, aber vergleichsweise wenig. Beneiden Sie letztere nicht darum, dass sie nur in Maßen rauchen, denn Sie beneiden diese Raucher nur um die Zigaretten, die sie nicht rauchen! Worum geht es bei der ersten Zigarette? Wenn Sie Glück haben, werden Sie nicht süchtig. Wenn Sie kein Glück haben, werden Sie Raucher. Es ist ein Lotteriespiel ohne Gewinner. Kopf: Sie haben daraus keinerlei Vorteil. Zahl: Sie verlieren alles!

Nun denken Sie vielleicht, es gebe eine selig machende Alternative dazu, Nichtraucher zu sein oder lebenslang süchtiger Raucher, einen dritten Weg als kontrollierter Genussraucher. In diesem Fall möchte ich Ihnen eine einfache Frage stellen: Warum sind Sie das nicht schon längst? Und für den Fall, dass Sie behaupten, bereits einer davon zu sein, warum lesen Sie dann dieses Buch? Lassen Sie uns herausfinden, ob Sie wirklich einer von diesen kontrollierten Rauchern werden wollen: Angenommen ich würde behaupten, es so einrichten zu können, dass Sie Ihr weiteres Leben lang nur zwei

Zigaretten täglich rauchen, würden Sie sich darauf ein-
lassen? Oder vielleicht noch besser, Sie könnten Ihren
Zigarettenkonsum vollkommen unter Kontrolle halten,
sodass Sie nur dann rauchen, wenn Sie wirklich möchten. Das wäre ein attraktives Angebot, oder? Aber genau das tun Sie bereits. Oder hat Sie schon irgendwann
einmal jemand gezwungen, eine Zigarette zu rauchen?
Sie haben jede einzelne Zigarette geraucht, weil Sie es
wollten, auch wenn ein Teil Ihres Verstands wünschte,
Sie würden das nicht tun. Nehmen wir an, Sie wollen
sich nur zwei Zigaretten am Tag genehmigen. Wenn Sie
das möchten, können Sie genau das tun. Wer sollte Sie
davon abhalten? Warum haben Sie nicht immer schon
nur zwei Zigaretten am Tag geraucht? Könnte es sein,
dass es Sie nicht glücklich gemacht hätte, nur zwei Zigaretten am Tag zu rauchen? Natürlich hätte Sie das nicht
glücklich gemacht, genauso wenig wie jeden anderen
Raucher.

Sicher gibt es Raucher, die sich auf zwei Zigaretten
täglich beschränken können, doch glauben Sie wirklich,
auch nur ein einziger ist glücklich darüber, sich sein Leben lang dieses Limit aufzuerlegen?

Die Wahrheit ist: **Man tendiert immer dazu, mehr zu
rauchen anstatt weniger.**

Es gibt viele Faktoren, die den Zigarettenkonsum einschränken: Sie halten sich an Orten auf, wo Rauchen
verboten ist, wie etwa am Arbeitsplatz. Sie können es sich

nicht leisten, mehr zu rauchen. Ihr Körper steckt das Gift nicht so leicht weg. Sie versuchen, weniger zu rauchen – und so weiter. Solche Einflüsse halten Sie davon ab zu rauchen, wann immer Sie möchten. Würde man sie ausschalten, würden die meisten Raucher innerhalb kürzester Zeit viel mehr Zigaretten konsumieren.

Beneiden Sie Menschen, die weniger rauchen als Sie, immer noch? Na gut, dann sehen wir uns ein paar Beispiele genauer an und rufen uns dabei immer zwei Tatsachen ins Bewusstsein: Alle Raucher bedauern es, irgendwann angefangen zu haben, und alle Raucher belügen sich selbst und andere.

BEISPIEL I: DER TODKRANKE

Einmal rief mich spätabends ein Mann an und begann das Gespräch mit den Worten: »Mister Carr, ich möchte aufhören zu rauchen, bevor ich sterbe.« Das war ernst gemeint. Irgendetwas war merkwürdig an seiner Stimme. Er erzählte, er habe durch das Rauchen bereits beide Beine verloren, leide nun unter Kehlkopfkrebs, und man habe ihm gesagt, er müsse aufhören, sonst sei er innerhalb von wenigen Monaten tot. Er sagte, er könne einen kalten Entzug nicht durchstehen und schränke das Rauchen deshalb schrittweise ein. Er habe es von 40 auf fünf Selbstgedrehte täglich reduziert, aber auf weniger würde er es nun nicht mehr schaffen. Ich antwortete: »Sie tun sich das Schlimmstmögliche an, wenn Sie versuchen, weniger zu rauchen. Rauchen Sie die nächsten paar Tage so viel Sie wollen, und kommen Sie dann zu mir.« Er fing am Telefon zu weinen an und erklärte mir, es habe ihn ein Jahr lang äußerste Willenskraft gekostet und in größte Frustration gestürzt, von 40 auf fünf herunterzukommen, und er sei nun völlig am Boden. Ich gab ihm einen Termin für den nächsten Tag.

Denken Sie daran, Angst hält Raucher in der Sucht gefangen, und wenn Sie sich bereits selbst zum Krüppel gemacht haben, ist Ihre Angst noch größer. Weniger zu rauchen führt zu größerer Anspannung, weil Sie ständig auf die nächste Zigarette warten müssen. Das wiederum verstärkt die Illusion des Genusses, weil so jede einzelne Zigarette noch kostbarer erscheint. Das alles steigert die Panik und Angst, was auch die Kommunikation mit solchen Rauchern erschwert. Bei unserem ersten Termin kam ich überhaupt nicht an ihn heran. Es war klar zu erkennen, dass er unablässig nur daran dachte, er müsse aufhören oder er würde sterben. Doch beim zweiten Treffen wurde er aufnahmefähig, verstand den Mechanismus der Falle und konnte sich befreien. Ein Schlüssel zum Erfolg war für ihn die Freude darüber, nicht mehr von der Droge kontrolliert zu werden. Als er noch 40 am Tag rauchte, war er sich kaum dessen bewusst, dass er rauchte, doch bei fünf am Tag war sein ganzes Denken von Zigaretten dominiert.

Bevor er mich um Hilfe bat, hatte sein Arzt ihm geraten: »Sie müssen aufhören. Das Rauchen bringt Sie um.« »Ich weiß«, erwiderte er, »deshalb brauche ich Ihre Hilfe.« Der Arzt verordnete einen Kaugummi, der genau die gleiche Droge enthielt, von der er so dringend wegkommen wollte.

Ein Ausnahmefall? Eine Situation, in die Sie sich nie manövrieren würden? Hören Sie auf, sich etwas vorzumachen. Millionen Raucher erreichen jedes Jahr dieses Stadium. Und nicht einer von ihnen hätte es einmal für möglich gehalten. Auch Sie könnten bald dazugehören.

Alle, die diesen Mann kannten, hielten ihn für einen Raucher, der sein Quantum von fünf Zigaretten am Tag unter Kontrolle hatte. In der Anwesenheit anderer hätte er niemals geweint oder von dem Jammertal erzählt, in dem er sich befand. Wie alle Raucher kam er sich dumm vor und spielte seinem Umfeld etwas vor, um seine Unzulänglichkeit zu überspielen. Er log. Würden nur alle Raucher den Kopf aus dem Sand nehmen und sich dazu bekennen, dass sie das Rauchen im Grunde hassen, wäre im Nu Schluss damit. Nur die falsche Annahme, für alle anderen sei es ein Genuss, macht das Aufhören so schwer.

BEISPIEL 2: DIE RAUCHERIN MIT SCHULDGEFÜHLEN

Eine Anwältin bat telefonisch um einen Einzeltermin. Ich erklärte ihr, dass Gruppenseminare genauso effizient seien und nicht annähernd so kostspielig. Doch sie bestand auf einem Termin für sich allein und war gerne bereit, die entsprechende Gebühr zu bezahlen. Nun denken Sie vermutlich: Was soll daran so ungewöhnlich sein? Nur eines: die Frau rauchte seit zwölf Jahren täglich zwei Zigaretten.

Die meisten Raucher würden sagen, es wäre für sie ein Traum, das zu schaffen. Aber auch das ist ein Teil des Mythos. Wir meinen, disziplinierte Raucher hätten alles unter Kontrolle. Die Eltern dieser Frau waren beide an Lungenkrebs gestorben, bevor sie anfing zu rauchen. Das Rauchen hatte ihr schon Angst gemacht, bevor sie süchtig wurde. Und sie schwor sich, niemals mehr als zwei Zigaretten am Tag zu rauchen.

Die Frau hatte große Angst, ebenfalls Lungenkrebs zu bekommen, wenn sie weiterrauchen würde. Doch je weniger sie rauchte, umso geringer wurde das Risiko einer Erkrankung und umso wichtiger und wertvoller erschienen ihr die Zigaretten als Stütze im Alltag. Die Nikotinfalle ist in vielerlei Hinsicht ausgeklügelt: Je mehr Sie konsumieren, desto mehr wollen Sie, und je weniger Sie konsumieren, desto mehr wollen Sie! Es ist, als würde man jemanden so festbinden, dass die leichteste Bewegung das Seil um seinen Hals enger zieht.

Glauben Sie wirklich, diese Frau war mit ihrem vergleichsweise geringen Zigarettenkonsum glücklich? Zutreffend ist, dass sie, genau wie der Mann mit dem Kehlkopfkrebs, einen Alptraum durchlebte. Zwölf Jahre lang hatte sie Verlangen nach Nikotin, doch die Angst vor Lungenkrebs verlieh ihr die immense Willenskraft und Disziplin, dem Verlangen mit der Ausnahme einer Pause von 20 Minuten am Tag zu widerstehen. Sie hasste es, Raucherin zu sein. Während andere Raucher sie um ihren scheinbar entspannten Umgang mit Zigaretten beneideten, kämpfte sie permanent gegen ihre Sucht an.

KÖNNTE ICH NICHT EINFACH WENIGER RAUCHEN?

Wenn wir das Rauchen auf bestimmte Anlässe beschränken oder weniger rauchen, machen wir damit jede einzelne Zigarette wertvoller und schwächen unseren Wunsch aufzuhören. Wir versuchen weniger zu rauchen als Alternative zum kompletten Aufhören oder als Weg zum Aufhören, damit wir keinen »kalten Entzug« durchmachen müssen.

WIE ES MIR DAMIT GING, WENIGER ZU RAUCHEN

Ich habe nicht nur auf alle erdenkliche Arten versucht aufzuhören und bin damit gescheitert, sondern ich habe auch alle möglichen Methoden ausprobiert, weniger zu rauchen. Eine der beliebtesten besteht darin, die Routinezigaretten wegzulassen und nur noch bei geselligen Anlässen zu rauchen. Bei mir führte das dazu, dass ich innerhalb kürzester Zeit jeden Abend in der Kneipe stand, um rauchen zu können. Dadurch wurde mein Zigarettenkonsum nicht weniger, und ich geriet auch noch in Gefahr, Alkoholiker zu werden. Dann hatte ich die geniale Idee, ich müsse zwangsläufig Nichtraucher werden, wenn ich mir konsequent keine Zigaretten mehr kaufe. Auch das brachte nicht den erhofften Durchbruch. Ich habe von vielen Rauchern gehört, dass sie mit dieser Methode gescheitert sind. Vielleicht haben Sie es auch damit versucht.

Das Geniale an meiner Idee war, dass ich mir überlegt hatte, warum so viele Menschen es nicht schaffen: Sie haben Schuldgefühle, wenn sie Zigaretten von Freunden schnorren, und deshalb kaufen sie sich schließlich doch wieder selbst welche. Diese Gefahr schaltete ich aus, indem ich meine Bekannten im Voraus warnte, ich würde jede mir angebotene Zigarette ohne Schuldgefühle annehmen.

Das Ergebnis übertraf zunächst meine Erwartungen: Selbst Leute, die mir noch nie vorher eine Zigarette angeboten hatten, taten das nun. Es ist bei allen Arten von Drogensucht dasselbe. Braucht man unbedingt eine Dosis, gibt einem niemand etwas. Doch sobald die anderen sehen, dass man davon loskommen will, blasen sie einem den Rauch ins Gesicht und halten einem Zigaretten unter die Nase. Anfangs war es unglaublich. Ich bekam regelmäßig so viele Zigaretten geschenkt, wie ich ohnehin geraucht hätte. Bald bemerkten meine Wohltäter jedoch, wie gerissen mein Plan war, und hörten der Reihe nach auf, mir welche anzubieten. Am Ende blieb mir nur noch eine Quelle, meine Sekretärin. Ich entwickelte eine ambivalente Haltung gegenüber meiner Lieferantin, wie sie typisch für einen Drogensüchtigen ist. Halb hasste ich sie, weil sie mir die Droge zur Verfügung stellte, halb liebe ich sie, weil sie mein Rettungsanker war. Nach ein paar Wochen hatte ich dann doch Schuldgefühle, aber mein süchtiges Hirn wartete mit einer Lösung auf: Sie konnte es sich nicht leisten, mir ihre teuren Zigaretten zu schenken, also kaufte ich ihr eine Packung. Nach drei Monaten kaufte ich ihr jeden Morgen drei Packungen ihrer Marke, die ich nicht sonderlich mochte, aber die ich dann reinen Gewissens annehmen konnte. Dabei machte ich mir immer noch vor, ich würde mit dem Rauchen aufhören!

Dann probierte ich es mit dem Klassiker: »Ich erlaube mir zehn am Tag.« Das schien mir eine passable Lösung, denn obwohl ich tagsüber Kettenraucher war, hielt ich es den ganzen

Abend lang ohne Zigaretten aus. So würde ich tagsüber jede Stunde eine Zigarette rauchen können. Ich dachte, mein Plan hätte nur Vorteile: Zehn Zigaretten täglich würden mich nicht umbringen, meine Finanzen würden nicht überstrapaziert, und ich könnte während des Tages immer noch stündlich rauchen. Ich würde mich auf jede Zigarette als kleine Belohnung freuen können. Wie wunderbar! Bald schaute ich permanent auf die Uhr. Die Minuten schleppten sich dahin. Aber ich war streng mit mir. Ich hätte mir nie eine Zigarette angezündet, ehe der Minutenzeiger die 12 erreicht hatte. Manchmal stand ich schon mit der Zigarette im Mund da und wartete. Wie kann es nur so weit mit einem Menschen kommen!

»*Ich halte mich beim Rauchen strikt an eine Regel. Ich rauchen nie mehr als durchschnittlich zehn Zigaretten am Tag. Manchmal leihe ich mir schon eine vom nächsten Tag aus, aber ich überschreite nie den Zehnerschnitt. Die Zigarette, die ich jetzt gerade rauche, ist aus dem Kontingent vom 4. Juli 2046.*«

Dave Allen, Komiker

Damit haben wir bewiesen, dass Gelegenheitsrauchen und wenig zu rauchen die Misere nur verschlimmern. Doch was ist mit dem Wenigraucher, der so entspannt und abgeklärt wirkt, dass man sich nur schwer vorstellen kann, er würde leiden? Ich spreche von dem, der es tagelang ohne Qualm aushält und nur ab und zu eine Zigarette raucht. Hört sich das nach einem großen Gewinn an, nur einmal pro Woche, einmal im Monat oder vielleicht sogar nur einmal im Jahr zu rauchen? Diese Raucher frage ich: »Wofür ist das gut? Glauben Sie, diese gelegentlichen Zigaretten seien ein echter Genuss oder ein Hilfsmittel? Und wenn ja, warum lassen Sie dann soviel Zeit verstreichen bis zur nächsten? Wer will schon ein Jahr, einen Monat oder nur einen Tag auf Unterstützung oder Genuss warten?«

Es mag Sie vielleicht überraschen zu hören, dass wir in unseren Seminaren viele von diesen Rauchern haben. Die starken Raucher in der Gruppe beneiden sie ganz unverblümt und sprechen das auch oft aus. Ich frage sie dann: »Offensichtlich beneiden Sie diesen Wenigraucher, der nur fünf Zigaretten am Tag raucht. Haben Sie selbst schon einmal versucht, nur fünf am Tag zu rauchen?« Die meisten bejahen diese Frage. Ich frage dann weiter: »Wie war es?« Die Antwort lautet immer ähnlich – es sei ein Alptraum gewesen. Danach frage ich den Wenigraucher, ob er das Gefühl habe, seinen Konsum unter Kontrolle zu haben. Er kann aber nicht einmal vorgeben, ihn unter Kontrolle zu haben, denn dann wäre er nicht in unserem Seminar. Also ist er ehrlich und schildert, was für ein Alptraum es ist, Wenigraucher zu sein. Die starken Raucher realisieren dann allmählich, dass er eine ähnliche Hölle durchlebt wie sie selbst, dass er vom Rauchen die Nase genauso voll hat und genauso gerne aufhören möchte.

Raucher, die es wochenlang ohne Zigaretten aushalten, leben nicht einmal in der Illusion, das Rauchen biete ihnen Genuss oder Hilfe. Erinnern Sie sich zurück, wir haben alle gleich angefangen, waren überzeugt, niemals süchtig zu werden. Diese Raucher sind wie die Fliege, die um den Rand der fleischfressenden Pflanze kreist, und oft werden sie dann doch zu starken Rauchern.

Sie halten es vielleicht für ganz nett, nur ab und zu das Verlangen nach einer Zigarette zu haben, doch wäre es nicht besser, es niemals zu haben?

Meine Schwiegermutter rauchte nur bei geselligen Anlässen, bis sie im Alter von 60 Jahren ein Lokal übernahm. Das war noch vor den Zeiten des Rauchverbots an öffentlichen Orten. Innerhalb weniger Monate war sie bei 60 Zigaretten am Tag, mit 65 Jahren starb sie.

197

Wenigraucher müssen sich, wie alle Raucher, die ihren Zigarettenkonsum reduzieren wollen, mit einer Reihe von hausgemachten Problemen herumschlagen:

1. Der Körper bleibt weiterhin nikotinsüchtig. Dadurch verlangt das Gehirn weiterhin nach Zigaretten.
2. Sie können es kaum erwarten, bis sie sich die nächste Dosis geben können.
3. Anstatt zu rauchen, wann immer ihnen danach ist, und dadurch das Verlangen weitgehend abzustellen, setzen sie sich zusätzlichen Entzugserscheinungen aus und sind deshalb immer ruhelos.
4. Sie verfestigen die Illusion, Rauchen sei ein Genuss.

Wenn Sie Kettenraucher sind, erliegen Sie nicht mehr der Illusion, es sei ein Genuss. Selbst das Anzünden der Zigarette wird zum Automatismus. Sie werden feststellen, dass diese sogenannten speziellen Zigaretten, von denen Sie glauben, sie am meisten zu genießen, immer auf eine Phase der Abstinenz folgen: nach dem Essen, nach der Arbeit, nach dem Sex, nach dem Sport, nach dem Einkaufen oder die erste Zigarette des Tages nach dem Aufstehen.

Das liegt daran, dass Rauchen kein echter Genuss ist und keinerlei Hilfestellung im Alltag bietet. Zigaretten sind widerlich und giftig. Was Raucher genießen, ist das Ende des belastenden Verlangens.

Weniger zu rauchen steigert die Illusion des Genusses, denn je länger Sie sich nach einer Zigarette verzehren, umso wunderbarer erscheint es ihnen, wenn es endlich so weit ist. Es ist wie bei Hunger oder Durst. An dieser Stelle wollen Sie vielleicht einhaken. »Was ist daran verkehrt, die Illusion des Genusses zu steigern?« Nun, es handelt sich eben nicht wirklich um einen Genuss, sondern um die Beendigung des unangenehmen Entzugsgefühls. Die Illusion des Genusses kann nur gesteigert werden, indem man das unangenehme Gefühl verstärkt. Kein Raucher, Wenigraucher eingeschlossen, empfindet es als Genuss, Raucher zu sein. Außerdem sollten Sie bedenken, dass es schwer durchzuhalten ist, wenig zu rauchen. Die Sucht bewirkt, dass Sie sich kratzen wollen, wenn es juckt, und Sie neigen weiter dazu, immer mehr zu rauchen.

Wenig zu rauchen ist eine besonders schlimme Form der Versklavung, weil Sie Willenskraft und Disziplin brauchen, um Ihren Konsum einzuschränken, und ununterbrochen darüber nachdenken, ob Sie sich nun eine Zigarette erlauben oder nicht. Darüber hinaus leiden Sie unter dem Irrglauben, Ihre Sucht kontrollieren zu können.

Viele kontrollierte Raucher und Gelegenheitsraucher merken nicht, dass sie in einer Falle sitzen. Solange sie es nicht realisieren, ist ein Entkommen unmöglich.

Der Nikotinsüchtige neigt zum Kettenrauchen, weil

sein Körper dauernd unter Entzug steht. Wenn Sie Gelegenheitsraucher sind oder versuchen, weniger zu rauchen, versuchen Sie vielleicht, diesem Drang zu widerstehen. Aber machen Sie sich klar: Sie werden niemals in der Lage sein, Ihren Konsum wirklich zu kontrollieren.

Die meisten Raucher wissen aus Erfahrung, dass weniger zu rauchen nicht funktioniert. Irgendwann rauchen Sie wieder genauso viel wie früher, wenn nicht sogar mehr.

Doch zum Glück ist es so einfach, ganz aus der Falle freizukommen, sodass Sie gar nicht auf irgendwelche unsinnige Maßnahmen zurückgreifen müssen. Niemand

ERLEICHTERUNG, ABER KEIN GENUSS

Ich vergleiche den angeblichen Genuss beim Rauchen gern mit dem Tragen zu enger Schuhe und damit, wie angenehm es ist, diese auszuziehen. Wer, meinen Sie, leidet mehr: Jemand, der immer zur halben Stunde kurz seine engen Schuhe ausziehen kann, oder jemand, der sie den ganzen Tag tragen muss? Anders als Wenigraucher können durchschnittliche oder starke Raucher ihre Entzugserscheinungen zumindest in regelmäßigen Intervallen abschwächen.

ist auf das Nikotin angewiesen, und sobald Sie die Falle durchschaut haben, brauchen Sie auch keine Willenskraft oder Disziplin mehr zum Aufhören. Selbst wenn Sie über die enorme Willenskraft verfügen sollten, die nötig ist, um den Konsum ein Leben lang zu limitieren, warum sollten Sie sich das antun wollen?

QUARTALSRAUCHER

Starke Raucher denken, kontrollierte Raucher stünden auf der Gewinnerseite. Doch in Wahrheit sind sie in vielerlei Hinsicht die Verlierer: Sie dürfen nicht rauchen, wenn sie Lust dazu haben, können aber andererseits auch nicht das wunderbare Gefühl der Freiheit genießen, wie es Nichtrauchern vergönnt ist.

Dasselbe trifft auf diejenigen Raucher zu, die ständig zwischen Rauchen und Nichtrauchen wechseln; auch sie werden oft von anderen Rauchern beneidet. Streng genommen gehören sie nicht zu den Gelegenheits- oder Wenigrauchern, werden aber oft als solche betrachtet. In Wahrheit sind viele von ihnen sogar starke Raucher.

Solche Quartalsraucher gelten gemeinhin nicht als arme Trottel, die immer wieder in den gleichen Schacht fallen, sondern als Menschen, die Glück haben, weil sie die beneidenswerte Fähigkeit besitzen, aufhören und

201

wieder anfangen zu können, wann immer sie selbst es wollen. Da diese Raucher ebenso wenig als Trottel angesehen werden wollen wie wir anderen auch, rütteln sie auch nicht an dieser falschen Annahme. Aber natürlich handelt es sich um eine Lüge.

Sehen Sie sich die Situation vom logischen Standpunkt aus an. Warum hören diese Raucher immer wieder auf, wenn sie die Zigaretten wirklich genießen? Aus demselben Grund wie alle anderen Raucher auch: Sie genießen es nicht, Raucher zu sein. Und warum ändern sie ihre Meinung und beschließen, wieder Raucher zu werden, nachdem sie aufgehört haben? Darauf kann es nur eine Antwort geben: Sie können es nicht genießen, Nichtraucher zu sein.

Was für arme Menschen! Weder als Raucher noch als Nichtraucher sind sie glücklich; in beiden Fällen stehen sie auf der Verliererseite. Wenn sie Raucher sind, beneiden sie die Nichtraucher. Sie machen den Alptraum durch, mit Willenskraft aufzuhören, sind aber als Nichtraucher nicht glücklich, also fangen sie wieder zu rauchen an. Zurück in der Falle, erinnern sie sich daran, warum sie aufgehört haben. Nie geht es ihnen wirklich gut.

Denken Sie daran: Um Ihr weiteres Leben lang glücklicher Nichtraucher zu sein, müssen Sie sich die richtige Einstellung zu eigen machen. Wenn Sie glauben, ein Opfer zu bringen, rauchen Sie vielleicht nie wieder, haben aber immer das Gefühl, es fehle Ihnen etwas, Sie würden auf etwas verzichten. Wenn Sie das Ziehen an einer Zigarette als Hilfe oder Genuss betrachten, wenn Sie denken, ein einziger Zug könne ja nicht schaden, bleiben Sie Ihr Leben lang anfällig. Denn wenn Sie eine Zigarette wollen, werden Sie danach noch eine und noch eine und noch eine wollen.

Vielleicht denken Sie: »Was soll gefährlich daran sein, gelegentlich eine Zigarette zu rauchen, wenn es mit der Allen-Carr-Methode so einfach ist aufzuhören? Selbst wenn ich rückfällig werden sollte, kann ich die Methode doch einfach wieder anwenden.« Aber wenn Sie das Verlangen haben, auch nur einmal an einer Zigarette zu ziehen, haben Sie die Allen-Carr-Methode nicht richtig verstanden.

Unser Vorhaben zielt darauf ab, dass Sie komplett frei werden vom Wunsch nach Zigaretten, denn wenn Sie einen Zug wollen, wollen Sie immer wieder einen. Auch wenn Sie diesen Zug nicht nehmen, sondern ihn nur herbeisehnen, werden Sie kein glücklicher Nichtraucher sein. Sie bleiben ein bedauernswerter, leidender Ex-Raucher! Wenn Sie dann irgendwann mit Ihrer Willenskraft am Ende sind, hören Sie auf, ein bedauernswerter Ex-Raucher zu sein und werden wieder ein bedauernswerter Raucher!

Damit kommen wir zu den bedauernswertesten aller Raucher überhaupt.

HEIMLICHE RAUCHER

Mit dem Rauchen sind viele traurige Aspekte verbunden. Welcher der schlimmste ist? Ziemlich weit oben in der Skala steht die Situation, in der man einem Raucher mit einem Lungenemphysem im fortgeschrittenen Stadium zusieht und das Gefühl hat, ihm beim Atmen helfen zu müssen. Bitter ist es auch, einem Raucher zuzuhören, dem eben ein Bein amputiert wurde, wenn er Sie davon überzeugen will, dass dies überhaupt nichts mit dem Rauchen zu tun habe. Und dann sind da auch noch jene Raucher, die gerade erfahren haben, dass Sie Lungenkrebs haben, und sich und anderen einreden wollen, es habe sich trotzdem gelohnt und sie haben jede einzelne kostbare Zigarette genossen.

Der Ärmste von allen aber ist der heimliche Raucher. Er verspricht der Familie aufzuhören und fängt dann an, sie zu belügen. Es ist schon schlimm genug, ein Versprechen nicht einzuhalten, das man einem nahestehenden Menschen gegeben hat, doch dies dann auch noch durch Lügen zu vertuschen ist der größte Vertrauensbruch überhaupt.

Wenn Sie offen rauchen, können Sie zumindest behaupten, es aus freien Stücken zu tun. Als heimlicher Raucher müssen Sie sich selbst eingestehen, ein armseliger Sklave des Nikotins zu sein. Heimliche Raucher verachten sich selbst. Ich selbst wurde, obwohl mir als Kind beigebracht worden war, wie wichtig Ehrlichkeit ist, ein heimlicher Raucher. Ich belog die Menschen, die mich liebten und mir vertrauten. Das Schlimmste dabei aber war, dass ich mir vormachte, sie würden meine Lügen nicht erkennen, sie würden die gelben Verfärbungen an meinen Fingern, Lippen und Zähnen nicht bemerken, meinen schlechten Atem und den abgestandenen Rauch in meinem Haar und meinen Kleidern nicht riechen. Tief in meinem Innersten wusste ich natürlich, ich würde niemanden an der Nase herumführen außer mich selbst. Raucher lügen nicht, weil sie von Natur aus unaufrichtig sind, sondern weil die Sucht sie dazu treibt.

ES GIBT KEIN VERSTECKEN

Die Geschichten, die in unseren Seminaren über heimliches Rauchen erzählt werden, sind oft amüsant. Ein Paar hatte vor der Teilnahme gemeinsam beschlossen, aufzuhören. Beide waren fest entschlossen. Sie hatten sämtliche Aschenbecher aus dem Haus entfernt und alle Räume renoviert. Aber der Versuch war gescheitert, deshalb kamen sie zu uns. Der Ehemann gestand seiner Frau, er habe die ganze Zeit heimlich aus dem Küchenfenster geraucht. Worauf seine Frau erwiderte: »Das weiß ich. Ich habe heimlich aus dem Schlafzimmerfenster über dir geraucht!«

205

Solche Geschichten können aber auch wirklich traurig sein, wie bei der Mutter, die auf Drängen ihrer siebenjährigen Tochter aufgehört hatte: »Mama, ich will nicht, dass du stirbst.« Sie hatte es mit Willenskraft versucht und, wie es so oft passiert, sich nach ein paar Tagen nur eine Zigarette als kleine Belohnung am Abend genehmigt. Eines Abends wollte das Kind nicht ins Bett gehen. Die Mutter erzählte: »Ich wurde ziemlich ärgerlich, weil ich unbedingt eine Zigarette rauchen wollte. Schließlich verschwand sie. Ich lief in die Küche hinunter. Kaum hatte ich mir eine angesteckt, hörte ich ein dünnes Stimmchen hinter mir: ›Mama, du rauchst aber nicht, oder?‹« Als ich ein kleiner Junge war, hätten unsere Eltern uns ein paar hinter die Löffel gegeben, wenn sie uns beim Rauchen erwischt hätten. Heute sind es die Kinder, die ihre Eltern zur Ordnung rufen.

Ein anderer meiner Klienten erzählte folgende peinliche Begebenheit: Als er seine Schwiegermutter (eine Nichtraucherin) in Kanada besuchte, verzog er sich dort zum heimlichen Rauchen bei minus zwanzig Grad nach draußen – mit der Entschuldigung, er wolle ein bisschen frische Luft schnappen. Er kam ziemlich schnell zurück. Er rauchte diese furchtbaren kleinen Zigarren mit Plastikmundstück. Das Plastik war an seiner Lippe festgefroren und hing noch fest, als ihm seine Schwiegermutter die Tür öffnete. Ach, was für ein Genuss ist doch das Rauchen!

Als heimlicher Raucher belügen Sie andere und sich selbst, aber im Grunde wissen Sie genau, wie es um Sie bestellt ist: Sie sind ein Sklave des Nikotins, ein bemitleidenswerter, armseliger Drogensüchtiger.

Alle Rauchertypen, die wir in diesem Kapitel vorgestellt haben, wünschen sich, sie hätten niemals angefangen. Beneiden Sie keinen von ihnen. Egal zu welcher Kategorie er gehört, jeder Raucher würde gerne eines Morgens aufwachen und so sein wie Sie, wenn Sie dieses Buch zu Ende gelesen haben: **frei.**

ZUSAMMENFASSUNG

- Raucherinnen sind keine Spezialfälle.
- Die Tendenz geht bei jedem Raucher dahin, immer mehr zu rauchen.
- Wenigraucher haben mit ständiger Nervosität zu kämpfen.
- Weniger rauchen funktioniert nicht.
- Quartalsraucher sind mit keinem Zustand glücklich.
- Heimliche Raucher sind besonders bemitleidenswerte Gestalten.
- Jeder Raucher wünscht sich, frei zu sein.

14.

Einige Dinge, die Sie brennend interessieren werden

DER FAKTOR ANGST

Aufgrund der Gehirnwäsche haben Raucher Angst, ohne Zigaretten das Leben nicht mehr genießen und den Alltag nicht mehr bewältigen zu können. Sie denken, ihnen stünde eine traumatische Zeit bevor, wenn sie aufhören wollen. Deshalb schieben sie den Vorsatz ständig hinaus: »Ja, ich werde aufhören, aber nicht heute.«

Unser Leben lang hat man uns eingeredet, Rauchen sei ein Genuss, und es sei unendlich schwer, damit aufzuhören. Diese Mythen haben sich so sehr in unser Gehirn eingegraben, dass wir kaum glauben können, Aufhören könne auch einfach sein.

In unseren Seminaren stellen wir die Frage: »Woher wissen Sie, wann Sie Nichtraucher sind?« Darauf erhalten wir die unterschiedlichsten Antworten: »Wenn ich mit meinen Freunden etwas trinken gehe oder bei einem schönen Essen sitze und nicht den Wunsch habe zu rauchen.« – »Wenn ich es einen ganzen Tag lang ohne Zigarette ausgehalten habe.« – »Wenn ich mich als Nichtraucher fühle.«

In all diesen Fällen geht der Raucher davon aus, dass ihm anfangs etwas fehlen wird, und er hat keine Vorstellung, wie lange es dauern wird, bis dieses Gefühl verschwunden ist.

Warum rauchen wir immer weiter, obwohl wir wissen, dass Nichtraucher viel besser dran sind als wir und wir das Leben voll genießen und Stress gut bewältigen konnten, bevor wir mit dem Rauchen anfingen? Millionen Raucher haben es geschafft, sich zu befreien, und wir bezweifeln trotzdem, dass es uns möglich sein wird. **Der Glaube ist der Schlüssel zum Erfolg.**

DIE LETZTE ZIGARETTE

Sie werden in dem Moment zum Nichtraucher, in dem Sie Ihre letzte Zigarette ausgedrückt haben. Und woher wissen Sie, welche Ihre letzte Zigarette ist? Wenn Sie den Führerschein bestehen, ist das ein Moment der Euphorie. Auch wenn Sie dann nicht besser fahren als zuvor, wissen Sie, dass Sie nun legal selbst fahren dürfen. Um frei zu sein, reicht es nicht zu hoffen oder zu versuchen, nie wieder eine Zigarette zu rauchen. Sie müssen sich sicher sein. Sind Sie das nicht, unterwerfen Sie sich einer lebenslangen Tortur. Stellen Sie sich vor, Sie haben den Verdacht, an einer lebensbedrohenden Krankheit zu leiden. Sie gehen zu Untersuchungen und müssen eine Woche auf das Ergebnis warten. Noch schlimmer wäre es, wenn Sie einen Monat oder sogar ein Jahr darauf warten müssten. Und nun stellen Sie sich vor, Sie müssten Ihr Leben lang auf dieses Ergebnis warten. Genauso ist es für ehemalige Raucher, die sich nicht sicher sind, ob sie es geschafft haben. Sie warten darauf, dass sich die Zweifel auflösen, aber das geschieht nie. Sie warten ihr Leben lang auf etwas, das nicht eintreten wird.

Das ist der Grund, warum sich Raucher, die mit der Willenskraft-Methode aufhören, so elend fühlen. Sie warten ihr Leben lang darauf, dass etwas nicht passiert. Die falsche Annahme »einmal Raucher, immer Raucher« lässt Raucher glauben, sie seien eine Suchtpersönlichkeit.

Machen Sie es sich klar: Sie werden die Zigaretten nicht vermissen, Sie werden mehr Lebensfreude und Genuss haben, und Sie werden besser mit Stress zurechtkommen, wenn Sie frei sind.

EINSICHTEN STATT ILLUSIONEN

Vielleicht glauben Sie, bereits alles zu verstehen. Falls ja, handeln Sie jetzt trotzdem nicht überstürzt. Oder sind Sie sich nicht ganz sicher? In diesem Fall sollten Sie sich nicht sorgen – es wird sich noch alles klären. Nehmen Sie sich die Zeit, und lesen Sie dieses Buch ganz zu Ende.

Es ist nicht ungewöhnlich zu glauben, dass es eines der schwierigsten Dinge ist, mit dem Rauchen aufzuhören. Die Gesellschaft verpasst uns diese Gehirnwäsche, und unzufriedene Ex-Raucher untermauern diesen Irrglauben. Auch wir selbst scheinen mit den gescheiterten Versuchen in der Vergangenheit den Beweis dafür erbracht zu haben. Wir glauben nicht nur aus eigener Erfahrung, dass aufhören schwer ist, es wurde uns auch von außen vermittelt. Die Panik, in die wir geraten, wenn uns die Zigaretten ausgehen, mag jeder Logik entbehren, doch sie ist real, ebenso wie die Reizbarkeit und Frustration, die wir erleben, wenn wir ständig all unsere Willenskraft aufbieten müssen, um aufzuhören.

Wenn wir gezwungen sind, darüber nachzudenken, werden wir bereitwillig zugeben, dass Rauchen unsinnig ist. Auch wenn wir nicht verstehen, warum wir offensichtlich so sehr von Zigaretten abhängig sind, gibt es eine Erklärung für die Panik, die wir empfinden, wenn wir auf sie verzichten müssen. Es ist eine Folge der Gehirnwäsche, dass wir glauben, nur eine Zigarette würde die Unruhe und Leere abstellen, die wir empfinden, wenn das Nikotin aus unserem Körper abgebaut wurde. Wenn Sie ein für alle Mal und ohne jeden Zweifel verstanden haben, dass eine Zigarette diese Leere nicht beseitigt, sondern sie verursacht, haben Sie auch die Ursache dieser Panik beseitigt. Bestehen daran noch irgendwelche Zweifel, lesen Sie das Kapitel 1, »Warum Sie rauchen«, noch einmal.

Die Willenskraft-Methode basiert darauf, die Panik in den Griff zu bekommen, was zunächst, wenn die Willenskraft noch stark ausgeprägt ist, oft funktioniert. Doch je schwächer diese wird und je mehr Ihre Entschlossenheit schwindet, umso lauter wird die Stimme, die Ihnen sagt: »Ich will eine Zigarette.« Nun befinden Sie sich in einer zwiespältigen Lage. Sie sind immer noch entschlossen, Nichtraucher zu bleiben, doch ein Teil Ihres Gehirns drängt sie, sich eine Zigarette anzustecken.

In unseren Seminaren können wir uns schwarz auf weiß von der Schizophrenie der Raucher überzeugen. Manche Raucher schreiben in die Fragebögen: »Ich bin gerne Raucher, aber ich hasse das Rauchen.« Andere schreiben: »Ich mag das Rauchen, aber ich hasse es, Raucher zu sein.« Stellen Sie sich vor, ein Angler würde sagen: »Ich bin gerne Angler, aber ich hasse das Angeln«!

In Bezug auf das Rauchen herrscht so große Konfusion, dass Raucher allen Ernstes glauben, rauchen und Raucher zu sein seien verschiedene Dinge. Eines ist ganz klar: Wenn Sie rauchen, sind Sie Raucher! Es gibt nur ein Kriterium für eine Einstufung als Nichtraucher: nicht rauchen – niemals!

Ist es wirklich überraschend, dass wir durch die Willenskraft-Methode so verwirrt, reizbar und schlecht gelaunt werden? Es wäre eher ein Wunder, wenn es uns nicht so gehen würde.

EIN GENUSS IN GUTEN ZEITEN?

Raucher glauben, Zigaretten bereiten ihnen Genuss und seien eine Krücke. Doch im Grunde sind beide Annahmen nur unterschiedliche Seiten einer Medaille. Fangen wir mit dem Genuss an. Es gibt einige »spezielle« Zigaretten, auf die Raucher nicht verzichten möchten. An oberster Stelle steht hier die Zigarette nach dem Essen. Ein Beispiel aus unserer Praxis bringt das gut auf den Punkt. Es handelt sich um einen intelligenten, aufmerksamen Klienten, der fest entschlossen war aufzuhören. Sein einziges Problem im Leben war, dass er viel rauchte. Ich dachte, es würde ihm, wie den meisten Rauchern in unseren Seminaren, leicht fallen, beim ersten Besuch aufzuhören.

Er wirkte auch zufrieden, als er sich nach dem Seminar verabschiedete, doch neun Monate später erhielt ich einen Anruf von ihm. »Mr Carr, fänden Sie es schlimm, wenn ich noch einmal kommen würde?«, fragte er. Er war davon überzeugt, die Falle umfassend zu verstehen, und aufgrund unseres Gesprächs war ich derselben Meinung. Er hatte es neun Monate ohne Zigarette ausgehalten. Offensichtlich litt er unter keinen körperlichen Entzugserscheinungen – diese sind ohnehin nach wenigen Tagen verschwunden. Aber er hatte das Gefühl, ständig darauf zu warten, dass etwas passiert. Durch eine zufällige Bemerkung am Ende unseres Gesprächs kam ich dem Problem auf die Spur.

Ich erwähnte, dass ich im Frühjahr einen Kurs in Paris halten würde. Er sagte: »Es fällt mir schwer hinzunehmen, dass ich niemals mehr vor einem Pariser Café in der Sonne sitzen werde, um mich herum ein paar Akkordeonspieler, ich halte ein Glas Wein in der einen

Hand und eine Gauloise in der anderen und sehe den Passanten zu.« Damit beschrieb er eine Situation, die wahrscheinlich vielen Rauchern als perfekte Umgebung für eine ihrer sogenannten Genusszigaretten erscheint. Ich antwortete:»Denken Sie daran, wie es war, als Sie das letztes Mal gemacht haben. Haben Sie ganz bewusst diese Gauloise geraucht und dabei gedacht: ›Ah, wie dieser Rauch meine Lunge erfüllt! Das ist meine Vorstellung vom Himmel.‹«

Ich fiel fast vom Hocker, als er mir sagte, er sei noch nie in Paris gewesen und habe auch noch nie eine Gauloise geraucht. So mächtig ist die Gehirnwäsche. Es kam ihm überhaupt nicht in den Sinn, dass er sich nach einem Trugbild sehnte. Ich fuhr nach Paris, saß vor einem Café in der Sonne, hörte den Akkordeonspielern zu und beobachtete die Passanten, ein Glas Wein in der einen und keine Gauloise und auch sonst nichts in der anderen Hand. Es war genauso charmant, wie er es beschrieben hatte, auch weil ich nicht das Bedürfnis hatte, mich mit Rauch zu ersticken.

GRÄSSLICHE GEWOHNHEIT

Ich bin sicher, Sie können sich an viele Zigaretten erinnern, die unangenehm, schal oder sogar widerlich schmeckten, wenn Sie auf Ihre gesamte Zeit als Raucher zurückblicken. Mir sind noch viele Situationen gegenwärtig, in denen ich um Luft ringen musste oder von gewaltigen Hustenanfällen heimgesucht wurde. Ich erinnere mich auch gut, wie peinlich mir diese Anfälle waren, und wie verunsichert ich war, wenn mir Nichtraucher vielsagende Blicke zuwarfen.

Doch unter den Hunderttausenden Zigaretten, die ich geraucht habe, kann ich mich nicht an eine einzige erinnern, bei der ich dachte: »Das ist meine Vorstellung vom Himmel« oder: »Was ich doch für ein Glück habe, dass ich Raucher sein darf.« Ich erinnere mich an Essen und andere Gelegenheiten, bei denen ich mich hundeelend fühlte, weil ich nicht rauchen konnte, und daran, wie erleichtert ich war, wenn ich mir endlich eine Zigarette anstecken konnte.

Wenn Sie ganz ehrlich zu sich selbst sind, werden Sie feststellen, dass Ihnen das Rauchen nur dann bewusst ist, wenn Sie eine Zigarette rauchen möchten, aber das gerade nicht möglich ist, oder wenn Sie rauchen und sich wünschen, Sie müssten es nicht tun. Wenn Sie weiterhin der Gehirnwäsche erliegen, dass Sie bestimmte Situationen ohne Zigaretten nicht genießen können, wird es auch so sein.

Der Mann, der die Geschichte vom Pariser Café erzählte, hatte sehr wohl verstanden, wie die Nikotinsucht Raucher glauben lässt, das Rauchen biete ihnen echten Genuss oder Hilfestellung, doch er hatte es nicht ge-

schafft, die Erkenntnis auf seinen Alltag zu übertragen.
Er hatte die Gehirnwäsche nicht komplett rückgängig
gemacht.

**Sie müssen eine Situation analysieren, damit Sie ver-
stehen, warum eine Zigarette sie vermeintlich schöner
macht, in Wahrheit aber genau das Gegenteil bewirkt.
Anstatt die Illusion aufrechtzuerhalten und zu denken:
»Ich werde diese und jene Situation ohne Zigarette nicht
genießen können«, führen Sie sich besser die Wahrheit
vor Augen. Sie werden denken: Es ist herrlich, jetzt kann
ich diese Situation wirklich genießen, ich bin kein Sklave des Nikotins mehr und muss mich nicht mehr selbst
ersticken.**

EINE STÜTZE IN SCHLECHTEN ZEITEN?

Sehen wir uns nun die andere Seite der Medaille an:
die vermeintliche Stützfunktion der Zigarette. Wir sehen die Zigarette als Krücke, weil sie uns anscheinend
hilft, Stress abzubauen. Ich meine damit nicht die ganz
schlimmen Ereignisse, wie den Verlust eines geliebten
Menschen, sondern alltägliche Ärgernisse, die uns allen
mit schöner Regelmäßigkeit zu schaffen machen. Ein
typisches Beispiel ist eine Autopanne. Es ist spätnachts,
es regnet in Strömen, Sie stehen an einem gefährlichen
Straßenabschnitt, Sie haben keinen Handyempfang,

und alle anderen Autofahrer rauschen mit 100 Stundenkilometern an Ihnen vorbei, anstatt anzuhalten und Hilfe anzubieten, und spritzen Sie auch noch nass oder hupen, als stünden Sie nur spaßeshalber da.

Wären Sie Raucher, würden Sie unter diesen Umständen in jedem Fall nach einer Zigarette greifen. Wenn Sie in eine ähnliche Lage geraten, nachdem Sie aufgehört haben, ist das eine Herausforderung. Mutlos, hilflos und wütend denken Sie:»Früher hätte ich mir eine Zigarette angesteckt.« Aber denken Sie zurück an das letzte Mal, dass Ihnen so etwas passiert ist und Sie geraucht haben. Hat sich Ihr Problem dadurch gelöst? Standen Sie glücklich da und dachten:»Es macht nichts, dass ich friere, durchnässt und verzweifelt bin und zur wichtigsten Verabredung meines Lebens zu spät komme, denn ich habe ja diese wunderbare Zigarette.«? Oder ging es Ihnen trotzdem miserabel?

Wenn ehemalige Raucher, die mit der Willenskraft-Methode aufgehört haben, in eine solche Situation geraten, sehnen sie eine Zigarette herbei. Dabei erkennen sie nicht, dass das es alles nur schlimmer machen würde, wenn Sie wieder anfingen zu rauchen. Alles, was Sie tun müssen, ist zu akzeptieren, dass es, nachdem Sie aufgehört haben, in Ihrem Leben dieselben Höhen und Tiefen gibt wie bei Nichtrauchern. Wenn Sie sich in einer belastenden Situation eine Zigarette wünschen, sehnen Sie sich nach einer Illusion, nach etwas, das nicht existiert, und erschaffen auf diese Weise eine Leere. Machen Sie sich klar, dass keine Leere zurückbleibt, wenn Sie die Zigaretten aus Ihrem Leben verbannen.

Zigaretten lassen eine Leere entstehen, die Sie nicht füllen können.

Ehemalige Raucher, die das nicht verstehen, erleben die Misere, dass gute Tage zu schlechten werden und schlechte Tage noch schlechter. Mit der Allen-Carr-Methode bewirken Sie das Gegenteil. Wenn Sie einen schlechten Tag haben, sagen Sie sich: »Gut, heute ist nicht mein Tag, aber wenigstens bin ich kein Nikotinsklave mehr.« Ist es ein guter Tag, sagen Sie sich: »Das Leben ist schön, und es ist noch viel schöner, seit ich Nichtraucher bin.«

Sehen Sie das Leben, wie es wirklich ist.

Abgesehen von Autopannen, Unfällen und anderen unvorhersehbaren Ereignissen gibt es ganz normale Situationen, die in Zukunft bei Ihnen den Wunsch nach einer Zigarette auslösen können, wenn Sie nicht darauf vorbereitet sind. Sie sollten aber nicht auf das Eintreten solcher Ereignisse warten und hoffen, dass Sie dann nicht mehr an das Rauchen denken; es ist besser, Sie bereiten sich mental darauf vor. Umzüge, Weihnachtsfeiern, Hochzeiten, Urlaube und Begräbnisse sind gute Beispiele. Vielleicht gibt es noch andere Situationen, die für Sie besondere Bedeutung besitzen. Fragen Sie sich, welche Ereignisse für Sie Auslösereize sein könnten, und machen Sie sich schon jetzt daran, die irrigen Annahmen, die Sie damit verbinden, zu korrigieren – machen Sie Schluss mit der Gehirnwäsche.

»Ich habe aufgehört zu rauchen. Ich habe das Buch von Allen Carr gelesen. Jeder, der dieses Buch liest, hört auf zu rauchen!«

Ellen DeGeneres, amerikanische Schauspielerin, Komikerin und Moderatorin

SUCHT UND ABHÄNGIGKEIT

Sogenannte Suchtexperten benutzen oft Begriffe, die problematisch für Süchtige sind. Häufig ist die Rede davon, etwas »aufzugeben«, was ein Opfer impliziert. Ein weiteres problematisches Wort ist »Abhängigkeit«. Sie sind nur von etwas abhängig, wenn Sie es zum Überleben brauchen. Niemand ist abhängig von Nikotin, Alkohol, Heroin, Kokain und so weiter – die Leute meinen nur, das wäre so. Durch Verwendung des Wortes »Abhängigkeit« verstärken Ärzte und andere Experten die Gehirnwäsche und bestärken den Süchtigen in seinen Ängsten.

Die Begriffe »Sucht« und »Abhängigkeit« sollte man nicht verwechseln. Diabetiker sind abhängig von Insulin, aber das macht sie nicht zu Drogensüchtigen. Sie haben gute Gründe, sich diesen Stoff zu verabreichen, und tun es in kontrollierten Mengen. Sucht ist das Gegenteil. Alle Raucher, egal ob Gelegenheitsraucher oder Nikotinsüchtige, haben keinen stichhaltigen Grund zu rauchen und haben ihren Konsum nicht unter Kontrolle.

Nikotinsucht basiert auf der falschen Annahme, Rauchen sei ein Genuss und helfe, Stress zu bewältigen. Haben Sie diesen Irrglauben erst einmal durchschaut, sind Sie ganz schnell frei davon.

ZUSAMMENFASSUNG

- Machen Sie die Gehirnwäsche komplett rückgängig.
- Wenn Sie die Allen-Carr-Methode verstanden haben, wollen Sie keine Zigarette mehr rauchen.
- Gute Tage werden durch Zigaretten nicht besser, schlechte auch nicht.
- Als Nichtraucher können Sie das Leben mehr genießen und stecken Stress leichter weg.
- Niemand ist von Nikotin abhängig.

15.
Nur keine Angst!

~ **IN DIESEM KAPITEL** ~
- Wie Sie Ihre Situation richtig einschätzen
- Zigaretten sind keine Verbündeten, sondern Feinde
- Wie Sie das Verlangen nach Zigaretten loswerden
- Strategien für den Umgang mit »typischen Rauchsituationen«

EINE EHRLICHE BESTANDSAUFNAHME

Bevor Sie endgültig aufhören können zu rauchen, müssen Sie verstehen, was Sie in der Falle hält.

Egal in welchem Alter wir die Vor- und Nachteile des Rauchens gegeneinander abwägen, wir werden immer zum selben Ergebnis kommen: Ich bin ein Idiot! Warum rauchen wir dann weiter? Niemand zwingt uns dazu. Warum verschließen wir die Augen vor den Tatsachen?

Angst ist die treibende Kraft. *Sie macht sich dort breit, wo es an gesicherten Erkenntnissen fehlt, und tritt immer dann auf, wenn wir uns in einer ungewohnten Situation befinden.*

Das kleine Nikotinmonster in Ihrem Körper, das dauernd seine Dosis fordert, bewirkt eine leichte physische Beeinträchtigung. Diese ist so geringfügig, dass man sie fast nicht wahrnimmt, aber das große Monster in Ihrem Gehirn nörgeln lässt:»Ich will eine Zigarette.« Nun bekommen Sie schlechte Laune, wenn Sie keine rauchen können, und in mieser Stimmung sind wir anfällig für Angst und Panik. Angst ist der mächtige Faktor, der uns trotz besseren Wissens zum Rauchen drängt und die Gefängnistür verschlossen hält.

Raucher, die an unseren Standorten anrufen, um ein Seminar zu buchen, sind erstaunt und erleichtert, wenn wir sie bitten, vor dem Termin bei uns nicht zu versuchen, mit dem Rauchen aufzuhören oder weniger zu rauchen. Und noch mehr erstaunt und erleichtert sind sie, wenn wir sie auffordern, einen ausreichenden Vorrat ihrer Lieblingsmarke mitzubringen, weil sie während des Seminars rauchen dürfen.

Bevor wir Rauchpausen einführten, glichen die Seminarräume Opiumhöhlen. Selbst eingeschworene Raucher beklagten sich, wie verqualmt der Raum war. Viele

Teilnehmer waren davon überzeugt, es handle sich um eine Art Abschreckungstherapie. Würde das funktionieren, ich würde auch damit arbeiten.

Wenn er sagt: »Rauchen hat absolut keinen Nutzen für Sie«, sieht der Therapeut meist in verblüffte Gesichter, die zu fragen scheinen: »Warum sollen wir dann bis zur letzten Zigarette weiterrauchen?«

Ein Grund dafür ist, dass wir auf diese Weise die Illusionen, Mythen und falschen Sichtweisen leichter beseitigen und unmittelbar auf die Probe stellen können – wie zum Beispiel die Illusion, Sie würden den Geschmack mögen. Stecken Sie sich doch jetzt auch eine an, ziehen Sie fünf bis sechs Mal und fragen Sie sich, was genau Ihnen daran schmeckt! Wenn Sie ganz ehrlich sind, wird die Antwort lauten: nichts.

WARUM SIE UNRUHIG WERDEN

Als Raucher haben Sie das Verlangen nach einer Zigarette, wenn das Nikotin in Ihrem Körper abgebaut wird. Dürfen Sie dann nicht rauchen, werden Sie unruhig und unkonzentriert. Aber diese Konzentrationsstörungen resultieren aus der Frustration, dass Sie eine Zigarette wollen, aber nicht bekommen. Sie dürfen sich an der juckenden Stelle nicht kratzen. Da unsere Raucher diese Information verinnerlichen müssen, bitten wir Sie, vorerst weiterzurauchen.

Sobald sie erkannt haben, dass nur Angst sie am Aufhören hindert, versuchen manche Raucher, diese Angst abzuschwächen, indem sie sich sagen, sie könnten sich ja jederzeit wieder eine anzünden, wenn sie das möchten, es sei ja keine Lebensentscheidung.

Wenn Sie aber schon mit dieser Einstellung beginnen, werden Sie früher oder später ziemlich sicher scheitern. Arbeiten Sie lieber an der Überzeugung, dass Sie für immer frei sein werden. Um in diesem Punkt Sicherheit zu erlangen, müssen wir vorher die Angst beseitigen.

Angesichts potenzieller Gefahren schützt uns eine instinktive Angst, die absolut logisch funktioniert und zu unserem Überleben beiträgt – sie rettet uns vor dem Ertrinken, vor dem Sturz aus großer Höhe, vor Verbrennungen und so weiter.

Unsere Angst davor, mit dem Rauchen aufzuhören, hat jedoch nichts mit Instinkt zu tun. Sie ist nicht in unserer DNA festgeschrieben und schützt uns vor nichts.

Die Angst davor, mit dem Rauchen aufzuhören, entsteht, wenn wir mit dem Rauchen anfangen.

Sie beseitigen die Angst vor dem Aufhören, wenn Sie Ihr Vorhaben in positiver Stimmung angehen und versuchen, entspannt und rational zu handeln. Dann werden sich alle Ängste in nichts auflösen, und Sie sind von dem Augenblick an, in dem Sie Ihre letzte Zigarette ausdrücken, für immer glücklicher Nichtraucher.

SIE TREFFEN DIE ENTSCHEIDUNG

Sie wissen nun, dass Sie nur Erfolg haben, wenn Sie wirklich alle Zweifel ausräumen. Vielleicht beschäftigt Sie immer noch die Frage, ob es möglich sein kann, zu wissen, dass etwas in Ihrem Leben *nicht* passieren wird. Die Wahrscheinlichkeit, von einem Meteoriten getroffen zu werden, ist schließlich auch unendlich klein, und doch kann niemand absolut sicher sein, dass es ihm nicht widerfährt. In diesem Punkt gebe ich Ihnen recht. Aber hier ist mein Gegenargument: Ex-Raucher haben einen entscheidenden Vorteil gegenüber potenziellen Meteoritenopfern. Wenn Sie ein Meteorit trifft, können Sie selbst absolut nichts dagegen unternehmen, aber ob Sie jemals wieder rauchen, ist Ihre ureigenste Entscheidung. Das Einzige, worum Sie sich also sorgen müssen, sind Sie selbst. Denn: **Warum zündet sich jemand eine Zigarette an? – Weil er es will.**

227

Als ich meine letzte Zigarette ausdrückte, wusste ich, ich würde nie wieder rückfällig werden, und jeder andere Ex-Raucher kann diese Freiheit ebenfalls genießen. Sie müssen nur sicherstellen, dass Sie niemals wieder denken:»Ich will eine Zigarette.« Um das zu erreichen, müssen Sie drei wichtige Punkte verinnerlichen.

1. **Zigaretten haben absolut keinen Nutzen.** Das müssen Sie verstehen und akzeptieren. Dann haben Sie auch nicht das Gefühl, auf etwas verzichten zu müssen.
2. **Es gibt keine Übergangsphase oder Entzugsphase,** die Sie durchlaufen müssen, bis das Verlangen ganz aufhört. Das Verlangen ist mentaler Natur, nicht körperlicher, und wird verschwunden sein, sobald Sie dieses Buch zu Ende gelesen haben.
3. **Rauchen in Ausnahmefällen oder gelegentliches Rauchen** ist nicht Nichtrauchen; es **funktioniert nicht.** Machen Sie sich eines klar: Rauchen ist eine widerwärtige Kettenreaktion, in der Sie bis an Ihr Lebensende gefangen sein werden, wenn Sie nichts dagegen unternehmen.

Für manche Raucher klingt es eigenartig, dass sie selbst die Wahl haben, ob sie Verlangen nach Zigaretten haben oder nicht. Sie sind Opfer des Irrglaubens, dass man dieses Verlangen entweder hat oder nicht und absolut nichts daran ändern kann.

Glücklicherweise ist das ein Irrtum. Ihr Körper wird einige Tage, nachdem Sie aufgehört haben, den Nikotinentzug wahrnehmen, was aber nicht bedeutet, dass Sie sich schlecht fühlen oder eine Zigarette wollen werden.

Der Körper kann nicht nach etwas verlangen, egal ob Essen, Wasser oder Schlaf. Er kann Hunger, Durst, Müdigkeit, Erschöpfung oder Schmerz wahrnehmen und eine Botschaft an Ihr Gehirn schicken, damit dieses entsprechend reagiert. Wenn Sie schlafen, empfängt das Gehirn diese Botschaften nicht, und daher entsteht auch kein Verlangen. Nur Ihr Bewusstsein ist in der Lage, Verlangen zu verspüren; es handelt sich um einen mentalen Prozess.

Jeder Raucher kann selbst entscheiden, ob er Verlangen nach einer Zigarette verspüren will oder nicht. Einige verbreitete Illusionen, die wir uns nicht immer bewusst machen, können beeinflussen, ob jemand eine Zigarette will. Dieses Verlangen an sich ist ein bewusster Vorgang, den Sie kontrollieren können. Ein körperliches Verlangen nach Zigaretten gibt es nicht.

Die Willenskraft-Methode veranlasst uns zur Annahme, wir könnten das Verlangen nicht abstellen. Es ist einer der Fehler, den wir begehen, wenn wir mit Willenskraft aufhören, dass wir versuchen, nicht an das Rauchen zu denken – mit dem Ergebnis, das wir davon besessen sind.

Der Versuch, nicht an etwas zu denken, ist sowieso vollkommen unsinnig. Wenn ich Ihnen sage: »Denken Sie nicht an einen Elefanten«, was tun Sie dann als Erstes?

KEIN GRUND ZUM TRÜBSALBLASEN

Viele Raucher sind Opfer der Vorstellung, Sie würden niemals mehr völlig frei sein.

Ich selbst war überzeugt, Zigaretten seien meine Freunde, sie gäben mir Selbstvertrauen und Mut und seien Teil meiner Identität, als ich noch Raucher war. Ich hatte Angst, nicht nur einen treuen Gefährten zu verlieren, sondern auch einen Teil meiner selbst, wenn ich mit dem Rauchen aufhöre.

Wenn Sie einen Freund verlieren, trauern Sie. Wenn Sie den ersten Schock überwunden haben und das Leben weitergeht, bleibt in Ihnen eine Leere zurück, die Sie nie mehr ganz füllen können. Daran können Sie nichts ändern. Sie haben keine andere Wahl, als die Situation zu akzeptieren, also tun Sie es schließlich auch.

Wenn Raucher, Alkoholiker, Heroin- und andere Drogensüchtige mit der Willenskraft-Methode aufhören, empfinden sie das wie den Verlust eines Freundes. Sie wissen, dass ihre Entscheidung richtig ist, haben aber dennoch das Gefühl, ein Opfer zu bringen, und verspüren deshalb eine Leere in ihrem Leben. Diese Leere ist nichts Reales, doch wenn sie selbst sie für real halten, ist die Wirkung dieselbe. Hinzu kommt noch, dass dieser Freund nicht gänzlich verloren ist. Im Gegenteil, die Tabakindustrie, andere Raucher und diverse gesellschaftliche Einflüsse sorgen dafür, dass diese jammernden Ex-Raucher ihr Leben lang gegen die Versuchung ankämpfen müssen, von der verbotenen Frucht zu naschen.

Doch wenn Sie Ihren Todfeind, die Zigarette, davonjagen, gibt es keinen Grund zu trauern. Sie haben allen Grund zum Jubeln und können das von Anfang an feiern – Ihr ganzes weiteres Leben lang. Sie wissen: Die Zigarette ist nicht Ihr Freund, und sie ist es auch nie gewesen. Sie ist der schlimmste Feind, den Sie je hatten. Sie opfern nichts – Sie gewinnen unglaublich viel.

Die Antwort auf die Frage »Wann hört das Verlangen auf?« lautet also: »Wann Sie es wollen.« Sie können die nächsten Tage über und vielleicht Ihr ganzes weiteres Leben lang glauben, die Zigarette sei Ihr Freund, und sich dabei fragen, wann Sie endlich aufhören werden, sie zu vermissen. Wenn Sie das tun, machen Sie es sich schwer: Sie sind niedergeschlagen, das Verlangen hört vermutlich niemals auf, und Sie haben entweder für immer das Gefühl, auf etwas zu verzichten, oder, was wahrscheinlicher ist, Sie fangen wieder an zu rauchen und fühlen sich dann noch schlechter.

Alternativ können Sie die Zigarette als das erkennen, was sie ist: Ihr Feind. Dann gibt es keinen Grund, sich nach ihr zu sehnen, und Sie müssen nicht ängstlich abwarten, dass irgendetwas nicht passiert. Dafür können Sie immer, wenn Sie an das Rauchen denken, jubeln: »Hurra, ich bin Nichtraucher!«

DAS AUS FÜR EINE LEBENSLANGE GEHIRNWÄSCHE

Ich bat Sie, diesen Prozess ganz rational und in entspannter und aufgeschlossener Grundhaltung anzugehen, weil Sie so die Nikotinfalle leichter verstehen und besser mit dem kleinen Nikotinmonster in Ihrem Kopf umgehen können. In den ersten paar Tagen nach Ihrer letzten Zigarette wird das kleine Monster Botschaften an Ihr Gehirn senden, die dieses als den Wunsch »Ich will eine Zigarette« interpretieren wird. Doch nun wissen Sie, wie es darum wirklich bestellt ist, und anstatt sich eine Zigarette anzustecken oder angespannt zu sein, weil Sie keine rauchen dürfen, halten Sie einen Moment inne. Atmen Sie tief durch. Es besteht kein Grund zur Panik. Sie haben keine Schmerzen. Es fühlt sich gar nicht so schlimm an. Es ist genau das, was Raucher ihr ganzes Raucherdasein über spüren.

PROGRAMMIEREN SIE IHR GEHIRN NEU

Bis jetzt interpretierte Ihr Gehirn die Entzugserscheinungen des kleinen Monsters als den Wunsch »Ich will eine Zigarette«, weil es allen Grund zu der Annahme hatte, eine Zigarette würde dem Gefühl der Leere und Unsicherheit entgegenwirken. Doch nun wissen Sie, dass Zigaretten dieses Gefühl nicht beseitigen, sondern es verursachen. Also seien Sie entspannt, akzeptieren Sie das Gefühl als das, was es tatsächlich ist, und rufen Sie sich in Erinnerung: Nichtraucher haben dieses Problem nicht. Das ist etwas, worunter Raucher leiden, und sie leiden darunter, solange sie rauchen. Freuen Sie sich darüber, dass Sie es bald für immer los sein werden. Mit dieser Sichtweise fühlen sich die kleinen Entzugserscheinungen nicht mehr als solche an und werden zu Momenten der Freude.

Sie werden feststellen, dass Sie besonders in den ersten paar Tagen gelegentlich vergessen, dass Sie aufgehört haben. Das kann jederzeit passieren. Vielleicht denken Sie am Morgen, noch im Halbschlaf: »Jetzt stehe ich auf und rauche eine.« Dann fällt Ihnen ein, dass Sie ja jetzt Nichtraucher sind.

Zwischen Rauchern und Ex-Rauchern herrscht ein dauernder psychologischer Krieg. Sie werden sich leichter tun, wenn Sie sich eine Erklärung zurechtzulegen und die Reaktionen der Gegenseite verstehen. Als Ex-Raucher haben Sie alle Trümpfe in der Hand. Raucher sind sich dessen auf quälende Weise bewusst. Dennoch kann ein Ex-Raucher dazu gebracht werden, das Gegenteil zu glauben, wenn er nicht darauf vorbereitet ist.

Ein geselliger Anlass kann eine solche Situation sein. Sie unterhalten sich angeregt, plötzlich hält Ihnen jemand eine Packung Zigaretten vor die Nase. Vielleicht greifen Sie automatisch zu, ehe Sie sich selbst ertappen. Solche Momente können entscheidend sein, vor allem, wenn der Freund, der Ihnen die Zigarette anbietet, vor Ihnen reagiert und sagt: »Ich dachte, du hast aufgehört.« Dann stehen Sie da, die Hand kurz vor dem Zugreifen mitten in der Luft. Das kann Sie aus dem Gleichgewicht bringen. Die Raucher um Sie herum können ihre Schadenfreude nicht verbergen. Für sie ist das der Beweis, dass Sie es nicht geschafft haben, und sie sind überzeugt, dass Sie in diesem Moment Ihr Leben für eine Zigarette geben würden.

Solche Situationen können zum Desaster werden, wenn Sie falsch reagieren. Zweifel können sich breit machen, und vielleicht fangen Sie an, Ihre Entscheidung infrage zu stellen, und verlieren den Glauben an sich selbst. Bereiten Sie sich auf solche Momente vor, damit Sie ruhig und besonnen bleiben und nicht denken: »Ich darf nicht rauchen!«, sondern: »Wie schön, dass ich nicht mehr rauchen muss. Ich bin frei!«

Denken Sie daran: Andere Raucher werden Sie beneiden, weil jeder Einzelne von ihnen sich wünscht, er könne sein wie Sie **– frei vom Alptraum der Nikotinsucht.**

Die mentalen Verknüpfungen zwischen einer Zigarette und einem Drink, dem Abschluss eines Essens und ähnlichen Situationen können noch eine ganze Weile bestehen bleiben, nachdem der körperliche Entzug vorbei ist. Das macht Rauchern zu schaffen, die mit der Willenskraft-Methode aufgehört haben. Sie haben in ihrem Kopf eine starke Front gegen das Rauchen aufgebaut, sie haben beschlossen, Nichtraucher zu werden, haben schon eine bestimmte Zeit ohne Zigaretten durchgehalten, und trotzdem redet ihnen eine leise Stimme bei bestimmten Gelegenheiten ein: »Ich will eine Zigarette.« Das hat damit zu tun, dass sie die Zigarette noch immer für ein Genussmittel und eine Stütze in Alltagssituationen halten.

Auch wenn Sie nicht mehr dem Irrtum erliegen, auf etwas verzichten zu müssen, ist es wichtig, dass Sie sich auf solche Situationen vorbereiten. Ob es die erste Handlung am Morgen ist, die Heimkehr in ein leeres Haus oder die Gesellschaft von Rauchern: Genießen Sie die Freude, dass Sie diese Momente nun erleben, ohne sich dabei die Lunge kaputt zu machen. Vergessen Sie vorübergehend, dass Sie nicht mehr rauchen, ist das kein schlechtes Zeichen, sondern ein sehr gutes. Es ist der stichhaltige Beweis, dass Ihr Leben in die Bahnen zurückkehrt, in denen es verlief, bevor Sie in die Falle gerieten, als das Rauchen noch nicht Ihre ganze Existenz dominierte.

Wenn Sie mit diesen Momenten rechnen und auf sie vorbereitet sind, kann Ihnen nichts passieren. Sie tragen eine sichere Rüstung. Sie wissen, dass Sie die richtige Entscheidung getroffen haben, und niemand kann Zweifel in Ihnen säen. Anstatt Sie in die Knie zu zwingen, werden diese Momente Ihnen Kraft, Sicherheit und große Freude schenken und Sie daran erinnern, wie großartig es ist, **frei zu sein.**

~~~ ZUSAMMENFASSUNG ~

- Beseitigen Sie die Gehirnwäsche und damit die Ängste, die Sie gefangen halten.

- Zigaretten sind nicht Ihre Freunde, sondern Ihre Todfeinde.

- Das Verlangen nach einer Zigarette ist nicht körperlich, sondern mental.

- Gehen Sie es entspannt, rational und positiv gestimmt an, dann wird es einfach für Sie, sich zu befreien.

- Seien Sie auf Auslösersituationen vorbereitet, und es wird Ihnen leicht fallen, frei zu bleiben.

16.

Die Kontrolle übernehmen

~~~~~~~~~~~~~~~~~~~~~~~~~~~~~~~~ **IN DIESEM KAPITEL** ~

- Befreien Sie sich selbst.
- Alle Raucher wollen aufhören.
- Warum Rauchen einem Gang durch ein Minenfeld gleicht
- Wie unbeschwert Ihre rauchfreie Zukunft aussehen wird
~~~~~~

EIN LEBEN IN FESSELN

Raucher sind sich die ganze Zeit, während sie rauchen, der stichhaltigen Argumente bewusst, warum sie aufhören sollten. In den meisten Fällen aber erkennen wir erst rückblickend den größten Gewinn, den wir daraus ziehen können: das Entkommen aus der Sklaverei.

Ich wollte es mir auch nicht eingestehen, aber ich wusste ganz genau, dass ich meinen Zigarettenkonsum nicht unter Kontrolle hatte. Alles andere in meinem Leben hatte ich meinem Gefühl nach im Griff, aber den Zigaretten gestand ich zu, dass sie mich im Griff hatten. Ich war der Sklave einer Sache, die ich verabscheute. Das machte mich zornig und war der eigentliche Grund, warum ich unbedingt aufhören wollte. Aber wie machtlos ich als Raucher gewesen bin, wurde mir erst bewusst, nachdem ich schon mehrere Monate Nichtraucher war.

Wir sind so fest entschlossen, uns gegen alle zur Wehr zu setzen, die uns vom Rauchen abbringen wollen, und fadenscheinige Ausflüchte zu suchen, um weiter rauchen zu können, dass wir gar nicht mehr merken, wie unangenehm es ist, Raucher zu sein. Und wir weigern uns zu sehen, welches das wahrscheinlich größte Übel daran ist: die völlige Versklavung.

Gesundheitliche Gefahren sind der häufigste Grund, den Raucher für ihren Wunsch aufzuhören nennen; doch meist verschließen sie die Augen vor den Risiken und reden sich ein, es wird sie schon nicht treffen.

Geld ist ebenfalls ein oft genanntes Motiv für das Aufhören. Als Kettenraucher gab ich insgesamt mehr als 100 000 Euro für Tabak aus. Das ist eine enorme Summe, doch der wesentliche Gewinn, nachdem ich aufgehört hatte, war nicht die Besserung meines gesundheitlichen Zustandes oder das gesparte Geld, was natürlich auch schön war, sondern dass ich mich nicht mehr als Sklave fühlte.

Fragt man Raucher, warum sie rauchen, sind die Reaktionen fast immer abwehrend und negativ. Sie finden kaum Gründe dafür, sondern flüchten sich in Ausreden, warum sie noch immer nicht aufgehört haben.

»Ich kann es mir leisten.« – »Ich fühle mich gesundheitlich nicht beeinträchtigt.« – »Es ist mein einziges Laster.«

Vergleichen Sie nun diese Antworten mit jenen, die Sie erhalten, wenn Sie jemanden fragen, warum er Fußball spielt, ins Kino geht, eine Ausstellung besucht oder Musik hört. Wenn Ihnen etwas wirklich Spaß macht, geraten Sie darüber ins Schwärmen. Sie würden nie Ausreden suchen, warum Sie nicht damit aufhören!

Die *Times* schrieb über die Allen-Carr-Methode: »Allen Carrs Methode entkräftet mit Argumenten sämtliche Mythen und Ausreden, die Raucher benutzen, um sich zu rechtfertigen.« Das ist wahr. Was Raucher aber wirklich in die Lage versetzt, sich mit dieser Methode zu befreien, ist die Erkenntnis, dass sie nicht Sklave der Zigaretten sein müssen: Sie werden das Rauchen nicht vermissen, sie werden mehr Spaß am Leben haben, sie werden besser mit Stress umgehen können und sie müssen kein schlimmes Trauma durchleben, um frei zu werden.

ALLE RAUCHER WOLLEN AUFHÖREN

Viele Menschen, Raucher und Nichtraucher, diskutieren über die Tatsache, ob nicht im Grunde jeder Raucher lieber Nichtraucher wäre. An den massiven Werbekampagnen für Nikotinprodukte wie Pflaster und Kaugummis war vor allem interessant, wie viele Raucher sich dazu verführen ließen, sie auszuprobieren. Woher kamen sie alle so plötzlich? Wieso sollten die Pflaster, Kaugummis und Pillen so großes Interesse hervorrufen, wenn die Raucher gar nicht aufhören wollen? Warum ist die Industrie, die daran verdient, dass Leute aufhören wollen, so viele Milliarden schwer, und warum hat sich meine Organisation, die Rauchern hilft aufzuhören, allein durch Mundpropaganda über den ganzen Erdball ausgebreitet?

Der Grund ist, dass alle Raucher, ob offenkundig oder im Geheimen, aufhören wollen zu rauchen. Sie warteten auf eine Wunderpille, die ihnen dabei helfen würde, und obwohl Produkte wie Zyban und Champix nicht die erhoffte Wirkung besaßen, waren viele Raucher bereit, Hunderte Euro zu investieren – nur für den Fall, dass sie doch helfen würden. Statistiken zeigen, dass über 70 Prozent der Raucher gerne aufhören würden. Ich sage Ihnen etwas: Die anderen 30 Prozent geben es nur nicht zu. Es klingt einfach besser zu sagen: »Ich rauche gern, und ich möchte gar nicht aufhören«, anstatt: »Ich bin ein armseliger Drogensüchtiger und würde alles darum geben, wenn ich nur aufhören könnte ... aber ich habe nicht genügend Willenskraft.« Eltern, die rauchen, möchten absolut nicht, dass ihre Kinder ebenfalls rauchen. Warum? Weil sie sich wünschen, sie hätten selbst niemals angefangen; sie wären lieber Nichtraucher, wenn sie die Wahl hätten. In meinem ersten Buch *Endlich Nichtraucher!* bot ich den sogenannten eingeschworenen Rauchern – also jenen, die von sich behaupten, gar nicht aufhören zu wollen – an, sie würden von mir bis an ihr Lebensende umsonst Zigaretten bekommen, wenn sie mir das Geld geben, das sie in einem Jahr für das Rauchen ausgeben. Das Buch wurde über zehn Millionen Mal verkauft, aber nicht ein Raucher hat mein Angebot angenommen, weil niemand bereit ist, sich zu dem Alptraum zu verpflichten, bis zum Ende seines Lebens Raucher zu bleiben. Jeder einzelne Raucher wäre gerne – ob offenkundig oder im Stillen, ob bewusst oder unbewusst – in der Situation, in der Sie sein werden, wenn Sie dieses Buch fertig gelesen haben: **in Freiheit.**

Wenn Sie aufhören möchten zu rauchen, dann lesen Sie eines der Bücher von Allen Carr. Bei mir hat es funktioniert, und ich kenne noch mindestens 20 andere, bei denen das ebenfalls der Fall war.

Sänger und Songwriter Jason Mraz

Rauchen gilt heute als unsozial; nicht nur die Einstellungen und Verhaltensweisen haben sich geändert, sondern das ganze Drumherum. Statt goldene Feuerzeuge verwendet man heute Einwegprodukte. Es gab Zeiten, da war ein teures Feuerzeug oder Zigarettenetui ein klassisches Geschenk zum 18. oder 21. Geburtstag. Heute läuft man selten jemandem über den Weg, der solche Dinge benutzt. Alle Raucher denken in kurzen Zeiträumen. Sie alle möchten aufhören.

Alle Raucher wären lieber Nichtraucher.

Die Gesellschaft hält Raucher für willensschwach, doch die Beweislage spricht eher für das Gegenteil. Leute, die trotz des großen Drucks aufzuhören, weiter rauchen, sind eher dominante Persönlichkeiten, die sich nicht von anderen sagen lassen, was sie tun sollen. Aber sie wollen ihr Leben auch nicht von den Zigaretten bestimmen lassen, die sie im Geheimen verabscheuen. Ich kann Ihnen gar nicht sagen, wie schön es ist, von der Sklaverei frei zu sein, andere Raucher nicht voller Neid oder mit dem Gefühl, auf etwas verzichten zu müssen, zu beobachten, sondern mit echtem Mitleid, so wie man auch andere Drogensüchtige betrachten würde. Der größte Gewinn für einen Nichtraucher ist weder die Gesundheit noch das gesparte Geld – auch wenn das großartige Nebenerscheinungen sind –, es ist die Tatsache, dass man sich nicht mehr selbst verachten muss, weil man Sklave einer Sache ist, die man zutiefst verabscheut. Es ist der Stolz darauf, dass man sich selbst befreit hat!

EIN WÖRTCHEN ZUR GESUNDHEIT

Wenn wir in den Seminaren über das Thema Gesundheit sprechen, denken viele Raucher:»Jetzt kommt die Schocktherapie.« Ich kann Ihnen versichern, wir arbeiten nicht mit solchen Methoden – weil sie nicht funktionieren.

Wenn wir erklären, warum Rauchen die Konzentration stört, fragen wir ab und zu:»Welches Organ Ihres Körpers muss am besten mit Blut versorgt werden?« Das dumme Grinsen, meist in den Gesichtern der Männer, zeigt, dass sie nicht verstanden haben, worum es geht.

Aber ganz falsch liegen sie trotzdem nicht. Ich will hier nicht im Detail ausbreiten, wie sich das Rauchen auf meine sexuelle Leistungsfähigkeit ausgewirkt hat, oder auf die anderer Ex-Raucher, mit denen ich mich darüber unterhalten habe. Beschränken wir es darauf, dass ich meine nachlassende sexuelle Potenz und Aktivität auf mein fortschreitendes Alter zurückführte. Aber das war ein Irrtum. Erst nachdem ich aufgehört hatte, erfuhr ich, dass Rauchen zu Impotenz führen kann. Ich kann Ihnen aber auch versichern, dass Sie, wenn Sie fit und gesund sind, häufiger Sex haben und mehr Spaß daran haben werden. Die Beeinträchtigung des Sexuallebens mag als eines der weniger wichtigen Gesundheitsprobleme angesehen werden, doch glauben Sie mir: Die Lebensqualität steigt um einiges, wenn Beschwerden in diesem Bereich verschwinden.

DAS FLAMMENDE INFERNO

Raucher sein ist, als wäre man in ein brennendes Gebäude eingeschlossen. Man hat nur zwei Möglichkeiten: aus dem Fenster springen oder im Gebäude bleiben und auf Rettung hoffen. Erst wenn die Angst zu verbrennen größer ist als die zu springen, wird man sich fürs Springen entscheiden.

Beim Raucher steht auf der einen Seite die Angst vor allen Konsequenzen, wenn er weiterraucht – Krankheiten, die finanzielle Belastung, die Sklaverei der Sucht und so weiter –, auf der anderen Seite die Angst vor dem Aufhören. Wie die Person in dem Gebäude, die erst springen will, wenn es keine andere Überlebenschance mehr gibt, schieben Raucher den vermeintlich schrecklichen letzten Tag als Raucher instinktiv hinaus und hoffen, dass sie auf wundersame Weise gerettet werden, bevor sie unter einer tödlichen Krankheit leiden.

Doch der subtile Mechanismus der Nikotinfalle sorgt dafür, dass sich der Raucher in einer schlechteren Position befindet als die Person im brennenden Gebäude. Diese wird den Ernst der Lage sicher nicht leugnen. Die Bedrohung ist eindeutig, während beim Raucher das Risiko nicht unmittelbar ersichtlich ist. Außerdem versuchen Raucher, das Problem nicht an sich heranzulassen. Sie denken: »Mich wird es schon nicht treffen«, oder: »Ich höre auf, bevor ich dieses Stadium erreiche – ich bin ja kein Volltrottel.« Es scheint nicht vordringlich zu sein, das Problem heute zu lösen, also tut man das auch nicht. Nur trifft es Sie mit großer Wahrscheinlichkeit irgendwann doch. Wenn Sie nicht aufhören, liegt die Wahrscheinlichkeit, dass Sie an den unmittelbaren Folgen des Rauchens sterben werden, bei 50 Prozent.

Nichtraucher können nur schwer verstehen, warum Raucher für das zweifelhafte Vergnügen, giftige Dämpfe zu inhalieren, bereit sind, diese immensen Risiken einzugehen. Und warum raucht jemand weiter, der miterlebt hat, wie ein ihm nahestehender Mensch qualvoll an Lungenkrebs gestorben ist? Ich habe schon an früherer Stelle erwähnt, dass Raucher oft sehr willensstark sind. Neben den Trugbildern, denen sie sich hingeben, ist es genau diese Entschlossenheit, die sie weiterrauchen lässt.

Wenn die Tragödie schließlich ihren Lauf nimmt, ändern wir die Ausrede entsprechend ab: »Jetzt hat es sowieso keinen Sinn mehr aufzuhören. Ich habe es zu weit kommen lassen!«

Weil wir die Augen vor der Wahrheit verschließen, nehmen wir die meisten Zigaretten, die wir rauchen, gar nicht bewusst zur Kenntnis und betrachten das Rauchen als irgendeine harmlose Gewohnheit unter anderen. Müssten wir uns jedes Mal, wenn wir uns eine Zigarette anstecken, bewusst machen, wie viel uns diese kostet und dass sie der Auslöser für Lungenkrebs sein könnte, wäre bald Schluss mit der Illusion des Genusses.

Selbst wenn wir es schaffen, die schlimmen Konsequenzen unserer Sucht auszublenden, bleibt eine vage Ahnung, dass wir uns idiotisch benehmen. Würden wir uns den Tatsachen mit all ihren Konsequenzen stellen, dann wäre es für uns nicht mehr tragbar, weiterzurauchen und das mit schlechten Ausreden zu verharmlosen.

ZIGARETTEN ODER BEINE!

Es ist nicht allzu schwer zu verstehen, warum Raucher von den furchteinflößenden Statistiken nichts wissen wollen, doch finden es die meisten Menschen unvorstellbar, dass jemand weiterraucht, nachdem sein Arzt ihm gesagt hat: »Wenn Sie nicht aufhören, werden Sie Ihre Beine verlieren.« Das ist keine Abschreckungstaktik, ich will damit lediglich deutlich machen, wie es passieren kann, dass ein Raucher in dieses Stadium kommt und trotzdem weiterraucht. Sicher sind Sie überzeugt, dass Sie aufhören würden, wenn man Sie vor diese Wahl – Zigaretten oder Beine – stellen würde. Es ist wichtig, dass Sie verstehen, warum Sie in einer solchen Situation vielleicht auch nicht aufhören würden.

Erstaunlicherweise macht sich die Hälfte aller Raucher nicht bewusst, dass Rauchen sie Gliedmaßen kosten kann. Ich weiß noch, wie sehr ich mich wunderte, dass sich jemand lieber die Beine amputieren lässt, als mit dem Rauchen aufzuhören. Aber als ich später von einem prominenten Komiker hörte, bei dem in fortgeschrittenem Alter genau dies der Fall war, dachte ich einen winzigen Moment lang allen Ernstes: »Braucht man in seinem Alter noch Beine? Man kann auch ohne Beine weiterleben. Aber ohne Zigaretten zu leben geht nicht.« So tickt ein süchtiges Gehirn. Später legte ich mir eine andere Erklärung zurecht – dass solche Raucher einfach Extremfälle sind, eine Art Freaks. Der Gedanke, dass ich ebenfalls einer von ihnen war, kam mir nicht. Aber auch ich hörte nicht auf, obwohl ich wusste, dass das Rauchen mich umbringen würde.

Wir verstehen nicht, warum wir rauchen, und sehen anfangs keinen Grund aufzuhören. Wenn wir dann merken, dass es uns schadet, ein Vermögen kostet und unser Leben dominiert, fühlen wir uns angesichts dieses Drucks erst recht auf das, was wir als unsere kleine Stütze im Alltag betrachten, angewiesen.

Krankheit oder Geldknappheit sorgen vielleicht dafür, dass wir eine Weile abstinent leben, doch wenn wir nach wie vor das Verlangen nach Zigaretten haben, geraten wir früher oder später wieder in die Falle.

Und irgendwann kommt dann der Punkt, an dem die Sucht und das ständige Selbstvergiften Ihnen so viel Energie geraubt und Sie körperlich wie geistig so weit nach unten gezogen haben, dass Sie sich Ihrem Schicksal ergeben, obwohl Sie wissen, dass es Sie umbringt. Was ist das für eine teuflische Macht, die den Verstand des Rauchers umnebelt, ihn dazu bringt, den Kopf in den Sand zu stecken, und ihn davon überzeugt, dass es besser ist, die Beine oder sogar das Leben zu verlieren, als aufzuhören?

Es ist die Sucht!

Diese Macht heißt Sucht und wird durch die Angst befeuert, wir könnten das Leben ohne Zigaretten nicht mehr genießen oder schlicht nicht meistern. Das Perfide ist: Nikotin mildert diese Angst nicht, sondern ruft sie hervor. Nichtraucher haben diese Angst nicht, und es ist einfach wunderbar, von dieser Angst befreit zu sein.

Wenn Sie dann als Nichtraucher wieder mehr Lebensfreude empfinden und Stress besser wegstecken, müssen
Sie die Gesundheitsrisiken auch nicht mehr verdrängen,
denn Sie brauchen sich in dieser Hinsicht keine Sorgen
mehr zu machen.

Lungenkrebs, Herzprobleme, Arteriosklerose, Em-
physeme, Angina, Thrombosen, Bronchitis, Asthma –
das alles sind schlimme Erkrankungen, und es ist ein
Skandal, dass die Gesellschaft es zulässt, dass Millionen von Rauchern sich dem Risiko eines langwierigen,
schmerzhaften und frühzeitigen Todes aussetzen.

*Sagen Sie nicht mehr: »Mir wird das schon nicht passie-
ren«, denn damit machen Sie es nur wahrscheinlicher.
Denken Sie ab jetzt: »Mich wird es erwischen.« Damit
schaffen Sie die Voraussetzungen für Ihr Entkommen.*

DIE DRASTISCHEN FOLGEN
DES RAUCHENS

Heute weiß man, dass vielerlei Erkrankungen, darunter
Diabetes, Gebärmutterhalskrebs und Brustkrebs, durch
Rauchen verursacht werden. Mir wurden viele der negativen Auswirkungen des Rauchens auf meine Gesundheit erst Jahre, nachdem ich aufgehört hatte, bewusst –

und das, obwohl ich unter einigen davon lange selbst gelitten habe.

Mir war nicht klar, dass ich auf dem besten Weg zur Arteriosklerose war, da Rauchen die Blutgefäße verengt. Meine fahle Gesichtshaut hielt ich für normal. Schon als Dreißigjähriger hatte ich Krampfadern, und in den letzten fünf Jahren, bevor ich aufhörte, fühlten sich meine Beine nachts merkwürdig an. Ab und zu hatte ich starke Schmerzen in der Brust, die mich in Panik stürzten, da ich fürchtete, das könnten die ersten Anzeichen von Lungenkrebs sein. Später erfuhr ich, dass es sich um Angina pectoris handelte. Alle diese Beschwerden verschwanden wie durch ein Wunder, nachdem ich aufgehört hatte.

Als Kind blutete ich fürchterlich, wenn ich mich geschnitten hatte, als Erwachsener hingegen kaum noch. Wenn ich mir eine Schnittwunde zuzog, trat rötlichbraunes, klebriges Sekret aus. Die Farbe verhieß nichts Gutes und weckte in mir die Befürchtung, ich könnte unter irgendeiner Blutkrankheit leiden. Erst nachdem ich aufgehört hatte, kam ich darauf, dass Rauchen das Blut verdickt und die bräunliche Färbung auf Sauerstoffmangel schließen lässt. Rückblickend ist es genau diese Folge des Rauchens, die mir den größten Schrecken einjagt. Wenn ich mir vorstelle, wie mein armes Herz unermüdlich dieses klebrige Zeug durch die verengten Blutgefäße pumpen musste, kommt es mir wie ein Wunder vor, dass ich keinen Schlaganfall oder Herzinfarkt erlitt. Das zeigt wieder einmal, was für eine unglaubliche Maschine der menschliche Körper ist!

Als Vierzigjähriger hatte ich Altersflecken auf den Händen. Ich versuchte, sie zu ignorieren, und führte sie auf vorzeitige Alterserscheinungen aufgrund meines stressigen Alltags zurück. Doch auch sie verschwanden zu meinem großen Erstaunen, nachdem ich aufgehört hatte.

Wenn ich zu schnell aufstand, tanzten Punkte vor meinen Augen, und mir wurde so schwindlig, als würde ich gleich umkippen. Ich brachte das nie mit dem Rauchen in Verbindung und dachte, es sei etwas ganz Normales und es gehe anderen genauso. Kurz nachdem ich aufgehört hatte, erzählte mir ein anderer Ex-Raucher, dass dieser Zustand bei ihm nun nicht mehr auftrete. Erst da wurde mir klar, dass auch ich keine Schwindelanfälle mehr hatte.

Uns wird vorgegaukelt, Rauchen verhelfe uns zu mehr Freude am Leben, in Wirklichkeit ist genau das Gegenteil der Fall. Als junger Mann war ich schockiert, als mein Vater sagte, er wolle nicht älter als 50 werden. Damals ahnte ich nicht, dass ich selbst eines Tages ebenfalls einen solchen Verlust an Lebensfreude erleiden würde.

EIN GANG DURCH EIN MINENFELD

Rauchen ist wie der Gang durch ein Minenfeld. Als Raucher hält man sich bis an sein Lebensende in diesem Minenfeld auf. Sie glauben, das sei ganz normal? Sie sagen, das einzig Sichere im Leben sei der Tod, und der kann einen jederzeit treffen? Man könne doch nicht dauernd darüber nachdenken, sonst wäre man nur noch depressiv?

Genauso denken Raucher über ihre Sucht: »An irgendetwas sterbe ich sowieso, warum also groß darüber nachdenken?« Das Problem ist, dass Sie als Raucher nicht sorgenfrei durchs Leben gehen. Sie sind eben *nicht* gänzlich unbeleckt von dem Gedanken an einen frühzeitigen, qualvollen Tod, der selbstverschuldet ist. Sie sorgen sich *sehr wohl* deswegen, und aus diesem Grund haben Sie sich entschieden, etwas dagegen zu unternehmen.

Eine der Raffinessen der Nikotinfalle ist, dass wir Gedanken an tödliche Krankheiten verdrängen und uns vormachen, wir könnten ungeschoren davonkommen – vorausgesetzt, wir sind nicht schon erkrankt. Das ist so eine Art russisches Roulette. Ich wusste, dass ich wegen des Rauchens kurzatmig war, Husten hatte und meine Lunge zuteerte, doch betrachtete ich diese Begleiterscheinungen nicht als Krankheiten.

KLOPFT DER TOD AN UNSERE TÜR?

Unser körperliches und mentales Wohlbefinden nimmt im Normalfall in kontinuierlichen kleinen Schritten ab, sodass wir es, ähnlich wie den Alterungsprozess, kaum wahrnehmen. Das Gesicht, das wir heute im Spiegel betrachten, sieht für uns genauso aus wie das, das wir gestern gesehen haben. Aber wenn wir ein älteres Foto vor uns haben, wird uns der Unterschied bewusst.

Die Natur meint es gut mit uns, wenn sie uns das Älterwerden nicht so deutlich vor Augen führt; Rauchern schadet das aber eher, weil sie nicht bemerken, was sie sich antun. Jene, die das Glück haben, weiterhin gesund auszusehen, nehmen das als selbstverständlich hin, aber man weiß nie, was unter der Haut vor sich geht.

Rauchen verengt nach und nach die Venen und Arterien und entzieht jeder Zelle des Körpers Sauerstoff und andere wichtige Stoffe und ersetzt diese durch mehr als 4000 chemische Substanzen und über 100 verschiedene Giftstoffe, die sämtliche Organe im Körper in ihren Funktionen beeinträchtigen. Wie AIDS zerstört es langsam das Immunsystem – bei HIV-positiven Rauchern kommt AIDS doppelt so schnell zum Ausbruch.

Ich wünschte, es wäre möglich, jedem Raucher eine Vorschaufunktion zur Verfügung zu stellen, die es ihm ermöglicht, zu sehen und zu spüren, wie es ihm drei Wochen, nachdem er aufgehört hat, gehen wird. »Wahnsinn,

255

werde ich mich wirklich so fantastisch fühlen?«, wäre Ihr erster Gedanke. Nicht nur, dass Sie sich körperlich wesentlich gesünder und fitter fühlen, Sie werden auch mehr Mut, Selbstvertrauen und Selbstachtung haben. Nachdem ich aufgehört hatte, hatte ich ab und zu Alpträume, in denen ich wieder rauchte. Das ist bei Ex-Rauchern ganz normal. Manche fürchten dann, das wäre ein Zeichen für das unbewusste Verlangen nach einer Zigarette. Aber keine Sorge, es ist ein *Alptraum* und bedeutet, dass sie glücklich sind, kein Raucher mehr zu sein.

Wenn Sie frei sind, treten Sie aus einer dunklen Welt der Ängste, der Depression und der Knechtschaft in eine bunte Welt voller Gesundheit und Unbeschwertheit.

⁓⁓⁓⁓⁓⁓⁓⁓⁓⁓ ZUSAMMENFASSUNG ⁓

- Der größte Gewinn, den Ihnen das Aufhören beschert, ist die Freiheit.
- Alle Raucher wollen aufhören.
- Trotz aller schlimmen Folgen des Rauchens treibt uns die Angst vor einem Leben ohne Zigaretten dazu weiterzurauchen.
- Stellen Sie sich den Tatsachen – machen Sie sich nichts mehr vor.
- Sie haben nur einen Körper – seien Sie gut zu ihm.
- Freuen Sie sich auf das Abenteuer, Nichtraucher zu sein!

17.

Die Entzugsperiode überstehen

WIE FÜHLT SICH DER ENTZUG AN?

Raucher sprechen oft von den Qualen des Entzugs. Aber wie schlimm ist er wirklich, und wo genau tut es weh?

Wie ich schon erklärt habe, sind die körperlichen Entzugserscheinungen von Nikotin in Wahrheit so geringfügig, dass man sie kaum wahrnimmt. Ich habe auch erläutert, dass ein Raucher sich nur eine Zigarette ansteckt, um den Entzug abzuschwächen. Doch warum finden es Raucher so schwierig, mit anderen Methoden aufzuhören, wenn die Auswirkungen eines »kalten Entzugs« kaum spürbar sind?

Überlegen Sie einmal: Wie ist es möglich, dass ein Raucher acht Stunden ohne Zigarette durchschläft und beim Aufwachen nach so langer Abstinenz nicht am Durchdrehen ist? Wäre der körperliche Entzug wirklich so schlimm, würde der Raucher nachts davon wach werden. Die meisten Raucher stehen aber zunächst einmal auf, bevor sie die erste Zigarette rauchen, viele rauchen erst nach dem Frühstück, manche sogar erst auf dem Weg zur Arbeit. Sie halten das nicht nur ohne körperliche Schmerzen aus, sondern bemerken auch keine Beeinträchtigungen anderer Art.

Natürlich freuen sie sich auf die erste Zigarette. Und würde man ihnen diese Zigarette aus dem Mund ziehen, wenn sie sie gerade anzünden wollen, wären sie vermutlich extrem gereizt. Das ist aber keine Reaktion auf körperlichen Schmerz, es ist eine mentale Sache – es ist die Panik, die entsteht, wenn der Raucher Gefahr läuft, auf seinen vermeintlichen Genuss beziehungsweise sein kleines Hilfsmittel verzichten zu müssen. Der Entzug hört auf, wenn der Raucher weiß, dass die nächste Dosis gesichert ist. Würde es sich um echten körperlichen

Schmerz handeln, wäre dieser immer präsent, wie Zahn-schmerzen.

Die Panik setzt schon ein, bevor Ihnen die Zigaret-ten ausgehen. Wie oft waren Sie nachts unterwegs und haben im Voraus berechnet: »Ich schätze, ich bin noch vier Stunden wach, aber mein Vorrat reicht nur noch für zwei Stunden!« Die Panik steigert sich, wenn Sie die letzte Zigarette rauchen. Nikotin strömt in Ihren Kör-per, und trotzdem fühlt es sich für Sie an, als hätten Sie Entzugserscheinungen.

BEDARFSPLANUNG

Die meisten Raucher geraten in Panik, wenn sie nur noch ein paar Zigaretten in der Packung haben. Ich geriet schon in Panik, wenn ich nur noch zwei Packungen hatte! Nur wenn ich mindestens drei volle Packungen bei mir hatte, konnte ich auf eine Runde Golf gehen. Beim Golfen war es maximal möglich, 40 Zigaretten zu rauchen, warum brauchte ich dann drei Packungen? Weil es mir in den Zeiten, als ich nur zwei eingesteckt hatte, einmal passiert war, dass mir eine in eine Pfütze fiel und total durchnässt war. Da ich jemand bin, der aus seinen Fehlern lernt, hatte ich von da an immer drei Pa-ckungen dabei ... Man weiß ja nie!

»Irgendjemand gab mir dieses Buch von Allen Carr. Es hat mir sehr geholfen. Tolles Buch.«

Lou Reed, US-amerikanischer Musiker und Songwriter

DER ANGSTFREIE RAUCHER

Wenn wir in unseren Gruppenseminaren auf das »Panikgefühl« zu sprechen kommen, nicken die meisten Raucher wissend. Doch gelegentlich sagt ein starker Raucher auch: »Es tut mir leid, aber ich weiß nicht, wovon Sie sprechen.« Die anderen Teilnehmer sehen ihn dann befremdet an.

Die Blicke werden noch ungläubiger, wenn es darum geht, dass Raucher eher Kamel-Dung als gar nichts rauchen würden, und derselbe Teilnehmer einwirft: »Da kann ich Ihnen nicht recht geben. Ich würde nicht rauchen, wenn ich meine Marke nicht bekomme.«

Man weiß ja, dass sich alle Drogensüchtigen selbst belügen; doch wir haben die Erfahrung gemacht, dass die Raucher in unseren Seminaren in der Regel ehrlich sind und ihr Gewissen entlasten möchten. Sagten diese markentreuen Raucher die Wahrheit, würde das meine Aussagen über die Nikotinfalle widerlegen – oder?

Diese starken Raucher geraten nicht in Panik, weil sie dafür sorgen, dass sie niemals in eine solche Notsituation geraten. Sie haben so große Angst davor, dass sie alle nur erdenklichen Vorsichtsmaßnahmen ergreifen, um immer genügend Zigaretten bei sich zu haben.

Während sie also glauben, es komme nur ihre Marke infrage und sonst nichts, lassen sie es in Wirklichkeit gar nie darauf ankommen. Sie lügen nicht, sagen aber auch nicht die Wahrheit. Was immer diese Raucher auch glauben mögen, *jeder* Raucher, der an keine Zigaretten kommt, gerät in Panik. Machen Sie sich eines klar: **Nikotinentzug verursacht keine körperlichen Schmerzen.** Und selbst wenn es so wäre – Schmerzen sind nicht das Schlimmste im Leben. Wir verfügen über alle Voraussetzungen, sie zu ertragen. Kneifen Sie sich doch einmal fest in Ihren Oberschenkel, graben Sie Ihre Fingernägel in die Haut und üben Sie dann langsam immer mehr Druck aus. Sie werden feststellen, dass Sie ganz schön viel Schmerz aushalten können, ohne dass es Ihnen Angst macht oder Sie in Panik geraten. Das liegt daran, dass Sie die Situation unter Kontrolle haben. Sie kennen die Ursache des Schmerzes, und Sie bestimmen darüber, wann er aufhört.

Nun wiederholen Sie die Übung, und versuchen Sie, wenn der Schmerz die Grenze des Erträglichen erreicht, sich vorzustellen, das nicht Sie selbst ihn verursachen, sondern dass er unerwartet auftrat und Sie weder seine Ursache kennen noch wissen, wie lange er anhalten wird. Dann stellen Sie sich vor, dieser Schmerz tritt in

Ihrem Kopf, Ihren Ohren oder in der Brust auf. Sie würden sofort in Panik geraten. Das Problem ist nicht der Schmerz; was Angst und Panik auslöst, sind Schmerzen, von denen Sie nicht wissen, woher sie kommen oder was sie zur Folge haben könnten.

Man nimmt immer an, Raucher müssten schlimme Entzugserscheinungen durchmachen, wenn sie aufhören. Aber **Raucher leiden permanent unter Entzugserscheinungen,** ihr ganzes Raucherleben lang. Beobachten Sie einmal Raucher, wenn sie nicht rauchen dürfen. Sie sind unruhig, eine Hand hält sich immer in der Nähe des Mundes auf, die Füße sind ständig in Bewegung, und wenn es außenherum ganz still ist, hört man sie mit den Zähnen knirschen. Ich nenne das die Raucherzuckungen. Sie werden vom Gefühl der Leere und Unsicherheit hervorgerufen, das schnell in Frustration, Reizbarkeit, Ängste und Panik umschlagen kann, wenn es nicht möglich ist, zu rauchen.

Machen Sie sich eines klar: Sie müssen beim Aufhören überhaupt nicht das Gefühl haben, auf etwas zu verzichten, wenn Sie sich der Tatsache bewusst sind, dass die Zigaretten dieses Gefühl nicht beseitigen, sondern es verursachen. Wenn Sie weiterrauchen, werden Sie das Gefühl der Leere und Unsicherheit Ihr ganzes Leben lang mit sich herumtragen.

WENN DER WILLE VERSAGT

Raucher, die mit der Willenskraft-Methode aufhören, erleiden tatsächlich Schlimmes. Ich habe diese Erfahrung selbst gemacht, und es führte, wie an früherer Stelle beschrieben, nicht nur einmal dazu, dass ich in Tränen ausbrach. Aber was macht den Entzug so schlimm, wenn es nichts Körperliches ist, und wie können wir damit umgehen? Was löst die Panik und Angst aus, die Raucher in der Falle gefangen hält, und zwar so fest, dass sie sich lieber die Beine amputieren lassen anstatt aufzuhören?

Unwissenheit und falsche Vermutungen sind die teuflische Mischung, die ein kleines Signal unseres Körpers im Gehirn zu schier unerträglicher Panik anschwellen lassen.

Stellen Sie sich vor, es juckt Sie irgendwo, und Sie dürfen sich nicht kratzen. Das Jucken hält nicht nur ein paar Sekunden an, Sie spüren es konstant. Stellen Sie sich vor, wie Sie sich dabei fühlen würden und welche Willenskraft Sie aufbringen müssten, um nicht wenigstens ein einziges Mal an der juckenden Stelle zu kratzen. Stellen Sie sich darüber hinaus vor, Sie wüssten nicht, ob das Jucken bis an Ihr Lebensende andauert, wenn Sie sich nicht kratzen.

263

Was denken Sie, wie lange Sie es aushalten, bis Sie sich zum ersten Mal kratzen? Was für eine Erleichterung wäre es, wenn Sie, nachdem Sie schon eine Woche durchgehalten haben, endlich nachgeben? Solche Qualen durchleiden ehemalige Raucher, die mit der Willenskraft-Methode aufhören.

Lange nachdem sich Ihr Körper vom Nikotinentzug erholt hat, haben Sie noch das Gefühl, auf etwas verzichten zu müssen – immer wenn ein Essen zu Ende geht, wenn Sie sich langweilen, wenn Sie unter Stress stehen, wenn Sie sich konzentrieren müssen. Dass es sich um eine Illusion handelt, hält Sie nicht davon ab, dieses mentale Jucken zu verspüren, das Sie als Nichtraucher nicht mehr durch eine Zigarette abstellen können.

Es gibt nur eine Sache, die dagegen hilft: Sie müssen einfach erkennen, dass die Vorstellung, die Zigarette biete Genuss oder sei eine Stütze im Alltag, ein Produkt Ihrer Phantasie ist, ein Überbleibsel der Gehirnwäsche. Warum fiel mir das Aufhören so leicht, als ich meine letzte Zigarette ausdrückte? Weil mir klar wurde, dass die Leere und Unsicherheit, die aus dem Wunsch nach einer Zigarette resultiert, durch die eben gerauchte Zigarette entstanden ist, und ich, würde ich weiterrauchen, ein Leben lang unter diesem Gefühl leiden würde.

Warum machte ich nicht dasselbe durch wie bei den

vorausgegangenen Versuchen? Weil das Ganze nur zur Qual wird, wenn man glaubt, auf etwas verzichten zu müssen. Als mir klar wurde, dass es nur eine Illusion ist, dass Zigaretten einen Genuss bieten oder hilfreich sind, gab es das Gefühl des Verzichts nicht mehr und folglich auch kein Unwohlsein. Im Gegenteil, ich war erfüllt von einem **Gefühl der Freiheit.**

MIT SELBSTVERTRAUEN ENTZIEHEN

Nachdem Sie die letzte Zigarette ausgedrückt haben, wird es ein paar Tage dauern, bis Ihr Körper den Nikotinentzug hinter sich gebracht hat. Wie gehen Sie damit um? Ich weise mit Nachdruck darauf hin, dass Sie das Gefühl des Entzugs, so geringfügig es auch sein mag, auf keinen Fall ignorieren sollten. Es trägt entscheidend zum Erfolg bei, wenn Sie wissen, dass Sie mit dem Rauchen der ersten Zigarette in Ihrem Körper ein kleines Nikotinmonster erschaffen haben, ähnlich einem Bandwurm, das aber nur von einer einzigen Substanz zehrt: einem starken Gift namens Nikotin. Sobald Sie den Nikotinnachschub einstellen, befreien Sie Ihren Körper von diesem Ungetüm.

Von dem Augenblick an, in dem Sie den Nikotinnachschub einstellen, beginnt das kleine Nikotinmonster zu sterben. In seinem Todesringen will es Sie dazu überreden, es weiter zu füttern. Stellen Sie es sich als Parasiten vor. Legen Sie sich ein Bild von ihm zurecht, und genießen Sie es, ihm beim Verhungern zuzusehen.

Seien Sie sich des Kleinen Nikotinmonsters bewusst, und reagieren Sie auf seine letzten Zuckungen nicht mit dem Gedanken: »Ich will eine Zigarette.« Sehen Sie das Entzugsgefühl als das, was es ist: ein Gefühl der Leere und Unsicherheit, *verursacht* durch die letzte Zigarette. Das Gefühl an sich ist nicht angenehm, doch Sie werden es als positiv empfinden, weil Sie seinen Ursprung kennen und wissen, dass nun das kleine Monster in Ihnen stirbt. Beobachten Sie diesen Vorgang mit sadistischem Vergnügen. Selbst wenn Sie noch ein paar Tage den Wunsch nach einer Zigarette verspüren, sorgen Sie sich nicht. Sie wissen, das kleine Monster will Sie dazu überreden, es zu füttern. Sie haben es aber nun voll und ganz unter Kontrolle. Es wird Ihnen keinen weiteren Schaden zufügen, vielmehr zerstören Sie das Monster, und bald sind Sie für immer frei.

WANN BIN ICH DARÜBER HINWEG?

Gewiss fragen Sie sich jetzt: »Gut, aber wie bald werde ich frei sein?« Nikotin ist eine schnell wirksame Droge, die im Körper innerhalb weniger Stunden abgebaut wird. Für uns hier ist vor allem wichtig, wie lange der Körper eines Süchtigen die letzten Nachwehen des Entzugs wahrnimmt. Ihr Körper wird noch ein paar Tage, nachdem Sie Ihre letzte Zigarette ausgedrückt haben, unter Nikotinentzug stehen. Der körperliche Entzug ist höchstens fünf Tage, nachdem das kleine Nikotinmonster gestorben ist, spürbar.

Die meisten Raucher, die mit der Willenskraft-Methode aufhören, sind anfangs vollkommen von dem Gedanken besessen, nicht rauchen zu dürfen. Nach etwa drei Wochen kommt dann ein Moment, in dem sie plötzlich merken, dass sie eine Weile nicht ans Rauchen gedacht haben. Das ist ein gefährlicher Moment. Die Annahme, das Leben würde ohne Zigaretten ein immerwährendes Jammertal sein, wird ersetzt durch die Annahme, die Zeit würde das Problem ganz von selbst lösen. Sie halten das für einen Durchbruch und sind in Feierlaune. Was sollte es schon schaden, sich nun mit nur einer Zigarette zu belohnen?

Sind Sie dann so töricht und zünden sich eine an, wird diese komisch schmecken und nicht die Illusion von Genuss oder Entlastung erwecken. Sie erinnern sich: Raucher *glauben* nur, die Zigarette biete Genuss oder sei eine Stütze, weil sie die Entzugserscheinungen teilweise rückgängig macht und so Entspannung vortäuscht. Der Ex-Raucher steht aber nicht mehr unter Nikotinentzug, und deshalb entsteht bei ihm auch nicht mehr diese Illusion.

Doch nun hat er dem Körper wieder Nikotin zugeführt. Das Nikotin wird aus dem Körper ausgeschieden, und schon machen sich im Kopf Zweifel breit. Eine leise Stimme wird sagen:»Das schmeckte scheußlich.« Eine andere:»Vielleicht möchtest du noch eine.« Im Normalfall schafft es der Ex-Raucher, sich nicht sofort die nächste anzuzünden. Auf keinen Fall will er rückfällig werden, also hält er quasi einen Sicherheitsabstand ein.

Wenn er das nächste Mal wieder in Versuchung gerät, sagt er sich vielleicht:»Ich habe neulich eine geraucht und bin nicht rückfällig geworden, warum sollte das nicht wieder gutgehen?« Schrillen bei Ihnen die Alarmglocken? Ehe er sich's versieht, sitzt er wieder in der Falle.

Ich möchte noch einmal betonen, dass sich diese Beobachtungen ausschließlich auf die Willenskraft-Methode beziehen. Wenn Sie mit der Allen-Carr-Methode aufhören, haben Sie nicht das Gefühl, auf etwas verzichten zu müssen, Sie werden absolut frei sein.

DER AUGENBLICK DER WAHRHEIT

Nun können Sie annehmen, alles verstanden zu haben, aber woher wissen Sie, ob das auch zutrifft? Durch die Zuschriften, die wir erhalten, wissen wir, dass manche Raucher zwar einige unserer Erklärungen missverstehen, das Aufhören ihnen trotzdem leichtfällt.

Zuweilen heißt es:»Es war genau so, wie Sie es beschreiben: In den ersten fünf Tagen war es hart, dann auf einmal kinderleicht.« Aber das sagen wir nie. Im Gegenteil, wir betonen stets, dass es ab dem Moment, in dem Sie Ihre letzte Zigarette ausdrücken, einfach sein und Spaß machen kann aufzuhören.

Doch natürlich es gibt viele Faktoren, die einen Einfluss auf Ihre Einschätzung haben können. Möglicherweise sind die fünf Tage, die auf das Ausdrücken der letzten Zigarette folgen, aus anderen Gründen gut – und schon denken Sie:»Was soll daran so schwer sein?« Dann kommt einer jener Tage, die Nichtraucher wie Raucher gelegentlich haben; Tage, an denen alles schiefgeht, was nur schiefgehen kann. Das hat nichts damit zu tun, dass Sie mit dem Rauchen aufgehört haben, doch bedenken Sie: Nikotinentzug fühlt sich ähnlich an wie ganz normaler Hunger oder Stress, und beides kann Auslöser für den Wunsch nach einer Zigarette sein.

Das ist einer der Gründe, warum Raucher, die mit der Willenskraft-Methode aufhören, nie ganz sicher sind, ob sie es geschafft haben. Hunger und Stress veranlassen solche Ex-Raucher zu dem Gedanken:»Ich brauche eine Zigarette!« In Wirklichkeit würde eine Zigarette nicht einmal mehr die Illusion erwecken, die Situation wenigstens teilweise zu verbessern, doch woher sollten die Raucher das wissen? Sie sind nach wie vor davon überzeugt, eine Zigarette würde helfen. Der Stress nimmt nun weiter zu, weil sie glauben, auf die Krücke verzichten zu müssen, auf die sie sich sonst in solchen Situationen stützen konnten.

Sie befinden sich in einem großen Dilemma: Entweder glauben sie ihr Leben lang, auf etwas verzichten zu müssen, oder sie machen die Probe aufs Exempel. Leider geht das nur, indem sie sich eine Zigarette anstecken. Der Stress wird davon nicht weniger – er nimmt infolge der Enttäuschung darüber, der Versuchung nachgegeben zu haben, sogar noch zu –, und unweigerlich rauchen sie bald wieder genauso viel wie zuvor. Damit es Ihnen nicht so geht, ist es wichtig, dass Sie das alles gut durchdenken und wirklich nachvollziehen können.

Bald rauchen Sie Ihre allerletzte Zigarette!

Falls der Gedanke daran noch Panik bei Ihnen auslöst, machen Sie sich bewusst, dass die Tabakkonzerne diese Angst und Panik einsetzen, um Sie in der Falle gefangen zu halten. Führen Sie sich die Tatsachen vor Augen: Nikotin beseitigt diese Angst oder Panik nicht, sondern verursacht sie. Halten Sie einen Moment inne.

270

Gibt es überhaupt einen Grund, in Panik zu geraten? Es wird nichts Schlimmes passieren, wenn Sie zu rauchen aufhören.

Sie werden etwas tun, was Sie schon Tausende Male getan haben: eine Zigarette ausdrücken. Nur wird diese Zigarette eine ganz besondere sein, aus dem einfachen Grund, weil es Ihre letzte ist.

In ein paar Tagen werden Sie sich körperlich und geistig fitter fühlen. Sie werden mehr Geld zur Verfügung haben, mehr Energie, ein größeres Selbstvertrauen und mehr Selbstachtung. Wichtig ist, danach nicht drei Wochen, fünf Tage oder auch nur fünf Sekunden darauf zu warten, ob Sie nun endlich Nichtraucher werden.

Auch das finden Raucher, die mit der Willenskraft-Methode aufhören, so schwierig. Worauf warten diese Raucher? Darauf, dass sie herausfinden, ob sie jemals wieder rauchen werden? Sie warten tatsächlich darauf, etwas nicht zu tun … Sie warten und warten, bis an ihr Lebensende.

Dabei ist es so einfach: Sie sind Nichtraucher ab dem Moment, in dem Sie Ihre letzte Zigarette ausgedrückt haben. Sie wissen, Sie brauchen dazu eine bestimmte innere Einstellung. Beginnen Sie mit Euphorie und Erleichterung darüber, dass der ganze widerliche Alptraum nun endlich vorüber ist und Sie frei sind. Genießen Sie von Anfang an das Gefühl, Nichtraucher zu sein.

271

〜〜〜〜〜〜〜〜〜〜〜〜〜〜〜〜〜 **ZUSAMMENFASSUNG** 〜

- Das Trauma des Entzugs findet nicht im Körper statt, sondern im Kopf, und tritt mit der Allen-Carr-Methode nicht auf.

- Wenn Sie verstehen, was beim körperlichen Entzug abläuft, ist es leicht, damit umzugehen.

- Machen Sie sich klar, dass Hunger und Stress sich ähnlich wie Nikotinentzug anfühlen, eine Zigarette aber nicht dagegen hilft.

- Raucher leiden die ganze Zeit über unter Entzugserscheinungen, Nichtraucher nicht.

- Finden Sie zu einer positiven Einstellung: Spüren Sie die Euphorie über das, was Sie gleich erleben werden!

18.

Die letzte Zigarette

SIND SIE BEREIT?

Sie haben nun wirklich alle wichtigen Informationen erhalten, damit Sie einfach, schmerzlos und für immer aufhören können. Wie bestimmen Sie nun den richtigen Moment dafür?

An dieser Stelle sollten Sie über das Aufhören wie

folgt denken: »Großartig! Es gibt keinen Grund mehr, warum ich weiter rauchen sollte.«

Ist das noch nicht Ihre Einstellung, sind Sie irgendwo dazwischen ausgestiegen. Lesen Sie die Zusammenfassungen am Ende jedes Kapitels noch einmal, und benutzen Sie die nachstehende Checkliste, um alles zu wiederholen.

Gehen Sie jeden Punkt einzeln durch, und fragen Sie sich dabei: »Habe ich das verstanden? Bin ich derselben Meinung? Glaube ich das? Befolge ich es?«

Sollten noch immer Zweifel bestehen, lesen Sie die betreffenden Kapitel erneut.

MEINE CHECKLISTE

Freue ich mich auf's Aufhören?
Das sollten Sie – Sie geben nichts auf!
Kapitel 1, 2, 3, 4, 5, 7, 9, 11, 14, 15

Welche Ratschläge helfen mir beim Aufhören?
Ignorieren Sie alle Ratschläge, die im Widerspruch zur Allen-Carr-Methode stehen.
Kapitel 2, 3, 6, 7, 8, 10, 14

Bin ich eine Suchtpersönlichkeit?

Nein – so etwas gibt es gar nicht.

Kapitel 8

Was ist der richtige Zeitpunkt zum Aufhören?

Heute!

Kapitel 14, 15, 17, 18

Wie lange dauert es, bis ich Nichtraucher bin?

Sie sind frei, sobald Sie Ihre letzte Zigarette ausdrücken.

Kapitel 2, 4, 5, 14, 17

Wird es mit Ersatzstoffen leichter?

Benutzen Sie keine, Sie helfen nicht.

Kapitel 2, 11, 12

Wie oft werde ich rückfällig werden oder mir eine Zigarette wünschen?

Nie wieder!

Kapitel 3, 4, 9, 15, 17

Werde ich jetzt mein ganzes Leben umkrempeln?

Ändern Sie nur etwas an Ihrer Lebensführung, wenn es Ihnen wichtig ist.

Kapitel 12, 18

Muss ich das Rauchen komplett aus meinem Bewusstsein verbannen?

Denken Sie an den Trick mit dem Elefanten – versuchen Sie auf keinen Fall, nicht mehr über das Rauchen nachzudenken.

Kapitel 15, 18

Bin ich mir wirklich sicher?

Zweifeln Sie nicht an Ihrer Entscheidung!

Kapitel 14, 16, 17, 18

Zigarette?

Eine Zigarette kostet Sie x Euro * *und bringt Sie um.*

Kapitel 4, 5, 8, 12, 13, 16, 18

---

* Um zu berechnen, was es Sie kostet, wenn Sie weiterhin rauchen, sollten Sie bei einem Konsum von 20 Zigaretten am Tag Ihr Alter von 60 abziehen und die verbleibenden Jahre mit 2600 Euro multiplizieren. Sind Sie bereits älter als 60, müssen Sie sich wegen der Kosten keine Gedanken mehr machen, denn wenn Sie weiterhin rauchen, werden Sie nicht mehr so lange leben, dass das Geld groß ins Gewicht fällt.

Sie müssen jetzt nur noch eines tun, um Erfolg zu haben: Halten Sie sich genau an die Anweisungen!

Machen Sie nicht den Fehler zu glauben, Sie würden sich von den Millionen ehemaliger Raucher auf der Welt unterscheiden – dann wären Sie genauso dumm, wie ich es früher war.

Sie haben sich bereits viel Mühe gemacht, um zur richtigen Einstellung zu gelangen. Die Vorbereitungsphase ist nun fast abgeschlossen.

Sie verfügen über alles, was Sie brauchen, um das, was die meisten Ex-Raucher als das wichtigste und folgenreichste Vorhaben in ihrem Leben betrachten, erfolgreich durchzuführen.

Vielleicht sind Sie jetzt ungeduldig und aufgeregt, wie ein Hund, der an der Leine zieht. Das ist großartig.

Trotzdem ist es wichtig, dass Sie die folgenden Absätze sorgfältig und konzentriert lesen und die Anweisungen genau befolgen.

In Kürze werden Sie Ihre letzte Zigarette rauchen. Wann sollten Sie das tun?

EIN GUTER TAG ZUM AUFHÖREN

Zwei Arten von Ereignissen bringen Raucher dazu, übers Aufhören nachzudenken. Das eine ist ein traumatischer Zwischenfall wie eine akute gesundheitliche Bedrohung. Das andere sind bestimmte Tage wie Neujahr oder der Weltnichtrauchertag. Ich nenne sie »bedeutungslose Tage«, weil sie für das Rauchen keine besondere Bedeutung besitzen, außer dass sie suggerieren, man könnte an diesem Tag aufhören. Das wäre gut, wenn es etwas bewirken würde, doch diese bedeutungslosen Tage schaden mehr, als dass sie Nutzen bringen.

Glaubt man den Organisatoren, hören viele Raucher am Weltnichtrauchertag auf. Doch in Wirklichkeit ist es der einzige Tag, an dem ein Raucher, der noch einen Rest an Selbstachtung besitzt, ganz bestimmt nicht aufhört. Viele rauchen demonstrativ doppelt so viel wie normal. Raucher hassen es, sich von Gutmenschen, die keine Ahnung vom Rauchen haben, Vorträge anzuhören.

Der Neujahrstag ist mit Abstand der beliebteste unter den bedeutungslosen Tagen und weist die geringste Erfolgsquote auf. Um Weihnachten und Silvester rauchen wir für gewöhnlich so viel, dass sich unser Mund jeden Morgen wie ein Aschenbecher anfühlt. Bis zum Neujahrstag ist unsere Brust so verengt, dass wir nur allzu gerne den Entschluss fassen aufzuhören. Nach ein paar Tagen Abstinenz haben wir uns einigermaßen erholt und fühlen uns besser, weil wir nicht geraucht haben. Doch das kleine Monster schreit nach seiner Dosis, und wir erkennen nicht, dass Rauchen das Problem nicht löst, sondern es nur weiter am Leben hält. Wir greifen zu einer Zigarette, dann zu noch einer und noch einer und so weiter.

Bedeutungslose Tage ermutigen uns allenfalls zu halbherzigen Versuchen aufzuhören. Wir durchlaufen dann eine Phase des Verzichts, an deren Ende wir scheitern. In unser Gedächtnis gräbt sich ein, wie schwer es ist aufzuhören. Unsere Willenskraft ist erst einmal gründlich erschöpft, und erst, wenn der Wunsch, nicht mehr zu rauchen, wieder einmal größer ist als die Angst vor dem Aufhören, entschließen wir uns zu einem neuerlichen Versuch.

Unser ganzes Raucherdasein hindurch suchen wir verzweifelt nach Möglichkeiten, den vermeintlich schlimmen Tag des Aufhörens hinauszuzögern. Bedeutungslose Tage liefern uns nur eine willkommene Ausrede, das Vorhaben auf den nächsten bedeutungslosen Tag zu verschieben. Scheitern werden wir dann ohnehin wieder.

Genauso schwierig ist es mit den Ereignissen, die wir immer als Anlass betrachtet hatten, sofort aufzuhören, wie zum Beispiel gesundheitliche Probleme. Ironischerweise sind genau das die Zeiten, in denen wir die Zigaretten am dringendsten zu brauchen glauben, weil man uns ja immer eingeredet hat, sie seien eine Stütze im Alltag. Auch das ist eine der Raffinessen der Nikotinfalle: Egal, welchen Tag Sie sich aussuchen, es wird immer gerade nicht passen.

Es gibt auch Raucher, die sich vornehmen, im Urlaub aufzuhören, weil sie denken, ohne den Stress in der Arbeit würde ihnen das leichter fallen. Andere suchen sich eine Zeit aus, in der keine Einladungen anstehen, und hoffen, dann weniger in Versuchung zu geraten. Das Problem bei all diesen Überlegungen ist, dass immer ein Zweifel mitschwingt:»Gut, bisher habe ich es geschafft, aber was wird passieren, wenn der Stress in der Arbeit wieder losgeht?«, oder:»Wie wird es mir auf der Party nächste Woche gehen?«

Aus diesem Grund rate ich Rauchern von Beginn an hinauszugehen, Stress auf sich zu nehmen, Essen zu gehen, sich mit Freunden zu treffen. So beweisen Sie sich selbst unmittelbar, dass Sie es sogar in der Phase, die Sie für die schwierigste hielten, als Glück empfinden, frei zu sein.

Wie wählen Sie also den richtigen Zeitpunkt zum Aufhören? Anders gefragt: Was würden Ihnen die Menschen raten, die Ihnen am nächsten stehen? Vermutlich dasselbe, was ich Ihnen rate:

»Bitte hören Sie jetzt sofort auf!«

Sie sind bestens vorbereitet, um aufzuhören. Wie der Boxer, der unmittelbar vor dem Titelgewinn steht, sind Sie **jetzt** optimal in Form.

Wenn Sie die Funktionsweise der Nikotinfalle verstanden haben, gibt es keinen Grund mehr zu warten. Wenn Sie noch zögern, lesen Sie das Buch noch einmal.

IHRE LETZTE ZIGARETTE

Wenn die Worte »letzte Zigarette« für Sie bedrohlich klingen, machen Sie sich klar, dass nicht Ihnen der Garaus gemacht wird, sondern Ihrer Nikotinsucht.

Viele Raucher geraten beim Gedanken an die letzte Zigarette in Panik. Er wirkt auf sie wie ein Schild mit der Aufschrift »Rauchen verboten«. Einerseits wollen sie unbedingt aufhören, andererseits bereitet ihnen die Vorstellung, nie wieder eine Zigarette zu rauchen, ziemliches Unbehagen. Wenn es Ihnen auch so geht, sorgen Sie sich nicht, das ist zu diesem Zeitpunkt völlig normal und natürlich und stellt kein Problem dar.

Zu unseren Seminaren kommen die meisten Raucher in einer gewissen Panik, die wir dann mittels unserer Methode in Selbstvertrauen und Erleichterung verwandeln. Allein die Vorstellung, bald frei zu sein, löst ein enormes Gefühl der Erleichterung aus. Manche Raucher können sich allerdings absolut nicht vorstellen, frei zu sein. Im Lauf des Seminars schlägt ihre Angst vor dem Scheitern dann in Angst vor dem Erfolg um, wenn sie merken, dass die Freiheit für sie zum Greifen nahe ist. Machen Sie sich keine Sorgen, wenn Sie sich gerade in einer ähnlichen Lage befinden.

Sie hatten nicht das Bedürfnis zu rauchen, bevor Sie angefangen haben, und auch jetzt ist das Rauchen kein echtes Bedürfnis. Der Großteil der Weltbevölkerung hat nie geraucht oder raucht nicht mehr; all diese Menschen sind ohne Zigaretten glücklich. Worin besteht der Genuss? Welche Unterstützung gibt Ihnen eine Zigarette? Wenn Sie alles verstanden und alle Anweisungen in diesem Buch befolgt haben, können Sie nur zu einer Schlussfolgerung kommen:

Es gibt keinen vernünftigen Grund zu rauchen.

Ich kann nicht wirklich beschreiben, wie schön es ist zu wissen, dass man nicht mehr rauchen muss. Es ist eine unglaubliche Erleichterung. Es fühlt sich an, als hätte sich ein großer dunkler Schatten von einem gelöst. Sie müssen sich nicht mehr selbst verachten, sich nicht mehr sorgen, wie viel Geld Sie vergeuden und wie sehr Sie Ihrer Gesundheit schaden. Sie müssen keine Angst mehr haben, die Zigaretten könnten Ihnen ausgehen, Sie müssen nicht mehr fürchten, dass Sie irgendwo nicht rauchen dürfen oder die nächste Person, mit der Sie zusammentreffen, Nichtraucher sein könnte. Sie werden sich nicht mehr schwach, niedergeschlagen, schmuddelig, unvollständig, schuldig oder gefangen fühlen.

In Kürze werden Sie Ihre letzte Zigarette rauchen und geloben, nie wieder zu rauchen. Bevor es soweit ist, muss Ihnen absolut klar sein, dass Rauchen kein Genuss ist und keinerlei Stütze im Alltag bietet … Aus diesem Grund bringen Sie auch kein Opfer irgendeiner Art. Fällt es Ihnen schwer zu akzeptieren, dass Sie nie wieder eine Zigarette rauchen dürfen, stellen Sie sich einfach die Alternative vor: Sie sind für den Rest Ihres Lebens Raucher.

Die Entscheidung ist einfach. Sollten Sie dennoch den Eindruck haben, sich für das kleinere von zwei Übeln entscheiden zu müssen, fragen Sie sich, ob es Sie stören würde, nie wieder eine Grippe zu bekommen, sich niemals mit AIDS anzustecken oder sich nie Heroin zu spritzen. Und? Natürlich würde es Sie *nicht* stören! Warum sollte es Sie dann stören, nicht mehr zu der Gruppe mit dem höchsten Sterberisiko zu gehören? Ich verspreche Ihnen: **Wenn Sie sich an alle Anweisungen halten, wird das Aufhören für Sie ein Kinderspiel sein.**

Sie hören auf, weil Sie kein Sklave des Nikotins mehr sein wollen. Also denken Sie nicht mehr:»Ich darf nie wieder rauchen.« Denken Sie lieber:»Was für ein Segen, ich muss mir nie wieder diese ekligen Dinger in den Mund stecken! **Ich bin frei!**«

DER GROSSE MOMENT IST GEKOMMEN

Können Sie sich vorstellen, wie sich Nelson Mandela fühlte, als er endlich aus dem Gefängnis entlassen wurde? Gleich werden Sie eine ähnliche Euphorie erleben.

In Kürze werde ich Sie auffordern, **Ihre letzte Zigarette** zu rauchen. Keine Sorge, es ist normal, wenn Sie jetzt ein bisschen nervös sind.

Wenn wir in unseren Seminaren zum Ritual der letzten Zigarette kommen, fragt meistens jemand:»Ist das wirklich nötig? Ich möchte eigentlich gar nicht mehr rauchen.« Das ist ein gutes Zeichen, denn Sinn der ganzen Übung ist ja, das Verlangen nach Zigaretten zu beseitigen.

Doch so ungern ich jemanden zum Rauchen auffordere, ist das Ritual der letzten Zigarette aus mehreren Gründen wichtig: Dies ist ein bedeutender Augenblick in Ihrem Leben, vielleicht eine der wichtigsten Entscheidungen, die Sie jemals treffen werden. Sie kurieren sich selbst von einer schrecklichen Krankheit und schaffen etwas ganz Wunderbares, etwas, was alle Raucher anstreben, etwas, wofür Raucher und Nichtraucher Sie gleichermaßen respektieren werden – und am stolzesten werden Sie selbst auf sich sein.

Sie sind im Begriff, sich aus der heimtückischsten und raffiniertesten Falle zu befreien, die jemals erdacht wurde. Ich sagte zwar, jedem Raucher kann das Aufhören leichtfallen, und das stimmt auch, vorausgesetzt, Sie verstehen, wie die Nikotinfalle funktioniert. Doch das heißt nicht, dass Sie Ihre eigene Leistung geringschätzen sollen, denn es erfordert Mut, zur richtigen Einstellung zu finden, sich auf den Prozess einzulassen und Ihren Entschluss dann in die Tat umzusetzen.

Sie bekennen sich dazu, Nichtraucher zu sein, indem Sie ein Versprechen ablegen, und Sie werden Nichtraucher, wenn Sie Ihre letzte Zigarette ausdrücken. Es ist entscheidend, diesen Moment zu würdigen und diese letzte Zigarette im Triumph auszudrücken: »Ja! Ich bin Nichtraucher – ich bin **frei**!«

Konzentrieren Sie sich voll und ganz auf das Rauchen Ihrer letzten Zigarette. Nehmen Sie ganz bewusst den widerwärtigen Geruch, den abscheulichen Geschmack und das Schmuddelzeug wahr, das Sie in die Lunge inhalieren.

Sehen Sie sich nach dem ersten Zug das Filterende an. Sie werden feststellen, dass es bereits verfärbt ist. Ziehen Sie das zweite Mal durch ein sauberes weißes Küchentuch. Sehen Sie sich die Verfärbung darauf an, und stellen Sie sich Ihre Lunge vor.

Denken Sie daran: Sie vollbringen etwas Großartiges für sich und Ihr Leben. Dies ist eine der seltenen Gelegenheiten, bei denen Sie nichts zu verlieren haben, aber eine Menge gewinnen können. Sie werden nicht das Gefühl haben, auf etwas verzichten zu müssen, weil Sie kein Opfer bringen. Da ist nichts, was Sie aufzugeben hätten. Also schütteln Sie jegliche Endzeitstimmung ab, und machen Sie sich voller Euphorie ans Werk, voller Erleichterung, dass der abstoßende Alptraum nun endlich vorüber ist, und voller Freude, dass Sie nun frei sind. Genießen Sie es von Anfang an, Nichtraucher zu sein. **Bitte rauchen Sie jetzt Ihre letzte Zigarette.** Ein paar Tage spüren Sie vielleicht noch die letzten Zuckungen des kleinen Monsters, das sich aus Ihrem Körper zurückzieht. Viele, die mit der Willenskraft-Methode aufhören, haben in der Folge mit Gereiztheit, Unruhe, schlechter Laune, Unsicherheit, Orientierungslosigkeit oder Lethargie zu kämpfen. Natürlich sind das alles Gemütszustände, die Raucher während ihres Raucherdaseins ständig erleben, es sind die Momente, in denen sie glauben, eine Zigarette zu brauchen. Aber mit der Allen-Carr-Methode werden Ihnen diese Zuckungen keine Sorge, sondern große Freude bereiten.

Diese letzten Zuckungen sind real und körperlich wahrnehmbar; machen Sie sich bewusst, dass sie nur durch die vorher gerauchte Zigarette entstanden sind und die nächste sie nicht beseitigen wird. Sie sind nur die ersten fünf Tage lang spürbar und dann für immer verschwunden. Sie verursachen **keine Schmerzen** und, vorausgesetzt, Sie machen sich deshalb keine Gedanken und fangen nicht an, sich alten Illusionen hinzugeben und nach einer Zigarette zu sehnen, auch sonst **keine Probleme.**

Weil der Entzug nur leicht wahrnehmbar ist, ist das Aufhören einfach. Doch genau die Tatsache, dass nur wenig zu spüren ist, verunsichert manche Raucher. Für sie bedeutet dieses Gefühl: »Ich brauche eine Zigarette«, oder: »Ich will eine Zigarette.« Sollte dieses Gefühl auftreten, dürfen Sie es nicht mehr als »Ich will eine Zigarette« interpretieren; Sie müssen es als das erkennen, was es ist: der körperliche Entzug vom Nikotin. Das ist sehr wichtig.

Stellen Sie sich vor, Sie tragen ein kleines Monster in sich, das in der Wüste verzweifelt nach etwas zu trinken sucht, und Sie lassen es einfach verdursten. Sie denken nicht mehr: »Ich will eine Zigarette, aber ich darf keine rauchen«, sondern: »Das ist das kleine Monster, das seine Dosis haben will. Unter ihm leiden Raucher die ganze Zeit über. Wie großartig, dass ich nun Nichtraucher bin und bald für immer davon befreit sein werde!« Auf diese Weise werden die Entzugserscheinungen zur puren Freude.

Halten Sie sich vor Augen, dass Ihnen keine Schmerzen drohen. Eventuelle Beeinträchtigungen, die Sie vielleicht spüren, kommen nicht daher, dass Sie zu rauchen aufgehört haben, sondern davon, dass Sie irgendwann einmal damit angefangen haben. Bedenken Sie auch, dass eine weitere Zigarette diese Beeinträchtigungen nicht beseitigt, sondern dafür sorgt, dass Sie Ihr ganzes weiteres Leben lang darunter leiden werden.

Genießen Sie es, das kleine Monster in Ihrem Körper auszuhungern und in seinen letzten Zuckungen wahrzunehmen.

Haben Sie kein schlechtes Gewissen, wenn Sie sich darüber freuen. Schließlich wollte dieses kleine Monster Sie umbringen, es kostete Sie ein Vermögen, und es hat Sie lange genug als Sklaven gehalten.

UND JETZT?

Jetzt sollten Sie in Hochstimmung sein, weil Sie Ihre allerletzte Zigarette geraucht haben. Um sicherzugehen, dass Sie für alle Zeiten glücklicher Nichtraucher bleiben, brauchen Sie nur folgende Hinweise zu befolgen:

- Warten Sie auf nichts. Sie sind bereits Nichtraucher, seit Sie Ihre letzte Zigarette ausgedrückt haben. Sie haben die Nikotinversorgung eingestellt und Ihre Gefängnistür aufgebrochen.
- Nehmen Sie es als gegeben hin, dass es gute und schlechte Tage gibt. Weil Sie nun innerhalb kürzester Zeit körperlich und mental an Stärke gewinnen, werden Sie die guten Zeiten mehr genießen und die schlechten Zeiten besser wegstecken können.
- Machen Sie sich bewusst, dass in Ihrem Leben eine wichtige Veränderung stattfinden wird. Wie alle großen Veränderungen, auch die zum Besseren, kann es einige Zeit dauern, bis sich Körper und Geist darauf

eingestellt haben. Sorgen Sie sich nicht, wenn Sie sich ein paar Tage lang anders oder etwas orientierungslos fühlen; akzeptieren Sie es einfach.

- Machen Sie sich deutlich, dass Sie aufgehört haben zu rauchen, nicht zu leben – im Gegenteil, Sie können das Leben nun in vollen Zügen genießen. Ändern Sie nichts an Ihrer Lebensführung, was Sie nicht unabhängig davon, dass Sie mit dem Rauchen aufgehört haben, ändern wollten.

- Gehen Sie Rauchern oder Situationen, in denen geraucht wird, nicht aus dem Weg. Genießen Sie es von Anfang an, auszugehen und andere Menschen zu treffen. Meiden Sie auch Stress nicht – Sie bekommen ihn in den Griff.

- Beneiden Sie die Raucher nicht. Wenn Sie mit Rauchern zusammen sind, erinnern Sie sich daran, dass nicht Sie auf etwas verzichten müssen, sondern die Raucher. Diese werden Sie beneiden, weil sie so sein möchten wie Sie: **frei.**

- Vergessen Sie Ersatzstoffe. Sie brauchen sie nicht, und sie helfen auch nicht.

- Zweifeln Sie nie an Ihrer Entscheidung – Sie wissen, es ist die richtige. Wünschen Sie sich nie mehr, eine Zigarette zu rauchen. Wenn Sie das tun, bringen Sie sich selbst in eine unmögliche Lage: Dann geht es Ihnen schlecht, wenn Sie keine rauchen, und noch schlechter, wenn Sie eine rauchen.

- Machen Sie es sich von Beginn an zur Regel, bei dem Gedanken »Hm, nur eine einzige Zigarette?« oder »Nur einmal ziehen?« zu denken: »Hurra – ich bin Nichtraucher.« Damit vertreiben Sie diese Gedanken ganz schnell, und Ihr Gehirn wird akzeptieren, dass diese Dinge der Vergangenheit angehören.

- Tragen Sie nie Zigaretten bei sich, und bewahren Sie auch keine bei sich zu Hause auf, denn damit öffnen Sie dem Zweifel Tür und Tor, und das Scheitern ist so gut wie vorprogrammiert. Oder würden Sie einem ehemaligen Alkoholiker raten, einen Flachmann mit Whiskey in die Jackentasche zu stecken?

- Versuchen Sie nicht, das Rauchen aus Ihrem Bewusstsein zu verbannen – es funktioniert nicht. Wenn ich sage: »Denken Sie jetzt nicht an Elefanten«, woran denken Sie dann? Es ist unmöglich, sich selbst zu verbieten, an etwas zu denken. Allein schon der Versuch ist frustrierend. Sie müssen nicht niedergeschlagen sein, wenn Sie an das Rauchen denken. Wichtig ist, *wie* Sie darüber denken. Laufen Ihre Gedanken in die Richtung: »Ich *darf* nicht rauchen«, oder: »Wann hört das Verlangen endlich auf?«, macht Sie das natürlich unglücklich. Doch wenn Sie denken: »Wunderbar! Ich bin Nichtraucher! Wunderbar! Ich bin frei!«, dann macht Sie das glücklich.

~ ZUSAMMENFASSUNG ~

- Gehen Sie die Checkliste durch.
- Der beste Zeitpunkt zum Aufhören ist **jetzt.**
- Lassen Sie die letzte Zigarette nicht aus.
- Lesen Sie die Anweisungen sorgfältig, und **befolgen Sie sie genau.**
- Machen Sie sich keine Sorgen wegen der letzten Zuckungen des kleinen Monsters – versetzen Sie ihm mit Freude den Todesstoß.
- **Herzlichen Glückwunsch – jetzt sind Sie Nichtraucher!**

»Hurra!!

Ich bin NICHT- raucher!«

19.
Die Entspannungs-
therapie

Nachdem Sie dieses Buch ganz gelesen, die Anweisungen befolgt und Ihre letzte Zigarette geraucht haben, wird Ihnen die beiliegende CD helfen, die Methode zu vertiefen und sicherzustellen, dass Sie Nichtraucher bleiben.

Entspannungstherapie kam zwar in den Allen-Carr-Seminaren schon immer zum Einsatz, doch liegt es nicht an dieser Therapie, dass Raucher das Aufhören als leicht empfinden. Entscheidend ist, die Illusion aufzuheben, man müsse einen wirklichen Genuss oder eine Stütze im Alltag aufgeben. Entspannungstherapie kann diesen Prozess unterstützen. Aber zu behaupten, die Entspannungstherapie könne jemandem zum Nichtraucher machen, wäre eine unzulässige Vereinfachung – genauso könnte man sagen, es ist kein Problem, mithilfe eines Buches Nichtraucher zu werden. Es kommt immer darauf an, welche Informationen eine Therapie oder ein Buch vermitteln.

Die Methode zur Nikotinentwöhnung, die wir Ihnen in diesem Buch und der beiliegenden CD vorstellen, ist die bewährte Methode des weltweit führenden Experten auf diesem Gebiet. Die Entspannungstherapie in der Form, wie wir sie in unseren Seminaren einsetzen und auf dieser CD für Sie erfahrbar machen, ist eine effiziente Möglichkeit, die Allen-Carr-Methode zu verinnerlichen und Ablenkungen oder andere Störungen zu vermeiden.

ENTSPANNUNGSTHERAPIE – EINEN KANAL SCHAFFEN FÜR DIE RICHTIGEN INFORMATIONEN

Stellen Sie sich vor, Sie betreiben in einer der trockenen Regionen der Erde Landwirtschaft. Es gibt keine natürliche Wasserquelle in der Nähe, aber zum Glück eine Pipeline, die Wasser von weit her transportiert. Liegt es an der Pipeline, dass Ihr Getreide wächst? Nein, sondern am Wasser, das sie liefert. Würde in der Pipeline statt Wasser Erdöl fließen, würde das dem Getreide nicht nutzen. Die Entspannungstherapie ist mit einer solchen Pipeline vergleichbar. Sie ist nur eine effiziente Methode, wenn der Inhalt stimmt.

In unseren Seminaren finden die Teilnehmer eine Umgebung vor, die auf Entspannung und Wohlbefinden ausgelegt ist: bequeme Sessel, weiches Licht, eine angenehme Raumtemperatur. Sie brauchen sich nur noch zurückzulehnen, zu entspannen und die Informationen aufzunehmen.

Es verstört Sie vielleicht ein bisschen, wenn davon die Rede ist, dass Sie »in einen schlafähnlichen Zustand versetzt werden« oder Sie aufgefordert werden »sich fallen zu lassen«. Ich versichere Ihnen: **Ihnen wird nichts passieren.**

Sie laufen nicht Gefahr, die Kontrolle zu verlieren. Manche Menschen schlafen bei der Entspannungstherapie tatsächlich ein, und das ist auch in Ordnung, denn im Unterbewusstsein nehmen sie die Informationen trotzdem auf. Ziel ist es jedoch nicht einzuschlafen, sondern sich zu entspannen. Während der gesamten Sitzung haben Sie selbst alles unter Kontrolle, und es passiert nichts, was eigenartig oder befremdlich wäre. Sollte ein Notfall eintreten, sind Sie nach wie vor ganz normal ansprechbar, selbst wenn Sie eingeschlafen sind. Sie müssen sich absolut keine Sorgen machen.

Vielleicht haben Sie das Gefühl zu schweben oder ganz tief entspannt zu sein, oder Ihre Gedanken driften wie in einem schönen Tagtraum dahin. Die meisten Menschen aber berichten, dass oberflächlich betrachtet gar nichts passierte und sie lediglich so entspannt waren, dass sie die Informationen gut aufnehmen konnten, die nötig waren, um sicherzustellen, dass sie ihr Leben lang Nichtraucher bleiben würden.

Die beiliegende Entspannungs-CD ist genau auf den Inhalt dieses Buches abgestimmt und unterscheidet sich wesentlich von der CD, die wir in unseren Seminaren einsetzen. **Sie wirkt erst, wenn Sie dieses Buch ganz gelesen und Ihre letzte Zigarette geraucht haben. Bitte hören Sie sich die CD erst an, nachdem Sie beides getan haben.**

STIMMEN ZUR ALLEN-CARR-METHODE

Die Presse über die Allen-Carr-Methode

»Ich war ganz beschwingt von einem neuen Gefühl der Freiheit.«

THE INDEPENDENT

»Ein anderer Ansatz. Ein unglaublicher Erfolg.«

THE SUN

»Er versteht es, die psychische Abhängigkeit zu beseitigen.«

SUNDAY TIMES

»Lassen Sie es zu, dass Allen Carr Ihnen heute beim Entkommen hilft.«

THE OBSERVER

»Allen Carr räumt mit dem Mythos auf, es sei schwer, mit dem Rauchen aufzuhören.«

THE TIMES

»Der Raucher hat nicht das Gefühl, auf etwas verzichten zu müssen, wenn er aufhört.«

THE GUARDIAN

»Ich hatte keine schlimmen Entzugserscheinungen ... und nach einem Monat habe ich immer noch kein Verlangen nach einer Zigarette.«

THE DAILY TELEGRAPH

»Danach konnte ich einfach nicht glauben, dass ich nicht mehr rauchen wollte – aber so war es ... Und auch nach fünf Monaten habe ich immer noch keine Zigarette geraucht!«

SUNDAY EXPRESS

»Eine intelligente und besondere Methode!«

LONDON EVENING STANDARD

»Ich bin zum ersten Mal in meinem Erwachsenenleben frei.«

WOMAN'S JOURNAL

»Ich hatte immer geglaubt, wenn ich selbst schon nicht stark genug bin, um aus eigener Kraft aufzuhören, wie sollte jemand anderes mir dabei helfen können? – Nach vier Monaten kann ich aufrichtig behaupten, dass die Zigaretten mir überhaupt nicht fehlen.«

ZEST

»Noch nie war meine Zuversicht größer, nicht mehr zu rauchen.«

TATLER

»Allen Carr hat einer ganzen Menge Stars geholfen, von den Zigaretten loszukommen.«

NEWS OF THE WORLD

»Ich habe es in den Griff bekommen – geholfen haben mir dabei nicht Plakatkampagnen oder Schocktherapien sondern John, der Trainer, Allen Carr und ich selbst.«

IRISH TIMES

»Im Pub wunderte ich mich sehr, dass ich keine Zigarette wollte – aber so war es. Merkwürdig! Nun sind schon sechs Monate vergangen, ohne dass ich eine Zigarette angefasst habe.«

FRONT

»Ich schätze, diese Methode ist mehr oder weniger idiotensicher, also spekulieren Sie nicht auf die Geld-zurück-Garantie.«

TIME OUT

»Diese Methode ist unbedingt zu empfehlen ... Hätte ich gewusst, dass es so einfach sein würde, hätte ich schon viel früher aufgehört.«

DAILY MAIL

»Wie Allen Carr es anfängt, dass Leute mit dem Rauchen aufhören, ist mit keiner anderen Methode zu vergleichen. Wir sind davon überzeugt, das ist der Weg in eine rauchfreie Zukunft.«

GQ

»Niemand ZWINGT mich, lobende Worte darüber zu vergießen, niemand BEZAHLT mich dafür, und trotzdem will ich mitteilen, dass ich drei Tage, nachdem ich aufgehört habe und eigentlich die Wände hochgehen müsste, von Grund auf davon überzeugt bin, dass ich nie wieder rauchen werde.«

DAILY RECORD

»Ruby Wax und Richard Branson gehören zu jenen, für die ein Besuch in einem Seminar von Allen Carr den Erfolg brachte.«

HELLO

»Allein der Standort in London bedeutet für die Tabakindustrie entgangene Umsätze in Höhe von 100 Millionen Euro. Seit der Eröffnung vor 20 Jahren wurden in den Seminaren über 300 000 Raucher kuriert.«

LONDON METRO

»Unsere Testperson raucht seit der Teilnahme am Seminar vor zwei Monaten nicht mehr, UND es gibt eine Geld-zurück-Garantie.«

ZEST

»Wenn man einmal erkannt hat, dass Rauchen wirklich überhaupt nichts Positives mit sich bringt, ist das Aufhören ganz einfach.«

SUNDAY TRIBUNE

»Ich habe ein ganz anderes Leben, seit ich nicht mehr rauche.«

THE GUARDIAN

»Wenn Sie zu denen gehören, die den örtlichen Tabakladen im Alleingang erhalten, aber von dem teuflischen Zeug wegkommen wollen, ist das genau das Richtige für Sie.«

OK!

Prominente über die Allen-Carr-Methode

»Seine Methode ist einzigartig, er beseitigt die Abhängigkeit von Zigaretten, während man noch raucht. Ich sage voller Freude, sie hat bei vielen meiner Freunde und Mitarbeiter funktioniert.«

RICHARD BRANSON

»Ich war auf Anhieb von meiner Sucht befreit. Ich empfand es nicht nur als einfach, sondern es machte unglaublich Spaß, nicht mehr zu rauchen.«

SIR ANTHONY HOPKINS

»Ich habe mit dem Rauchen aufgehört ... Ich habe dieses Buch von Allen Carr gelesen. Es heißt *Endlich Nichtraucher!* Alle, die dieses Buch lesen, hören mit dem Rauchen auf!«

ELLEN DEGENERES

»Ich lese das Buch von diesem Allen Carr, und das Verrückte dabei ist, solange man es liest, muss man weiterrauchen. Er sagt einem, wann man rauchen soll. Da heißt es, »gut, jetzt rauch mal eine« und du denkst, »na klar«. Und so rauchst du immer weiter, so lange du das Buch liest. Der Kerl ist klasse. Du bist auf der letzten Seite, und er sagt: »So, jetzt rauchst du deine letzte Zigarette«, aber du weißt nicht, »will ich das überhaupt?«. Am Ende fragst du dich echt, »soll ich wirklich, aber gut, wenn Allen es so sagt.« Das war's dann, du drückst sie aus und es ist gut. Und seitdem rauche ich nicht mehr.«

ASHTON KUTCHER

»Allen Carrs Nichtraucher-Seminar machte mir möglich, was ich für gänzlich unmöglich gehalten hatte – nach 30 Jahren buchstäblich über Nacht mit dem Rauchen aufzuhören. Das war schlicht und ergreifend ein Wunder.«

ANJELICA HUSTON

Weitere Prominente, die von Allen Carrs Methode überzeugt sind: Johnny Cash, Dave Stewart, Bruce Oldfield, Julie Christie, Harvey Weinstein, Goldie Hawn, Liam Neeson, John Cougar Mellencamp, Rick Parfitt, Sean Bean, Stefano Gabbana (von Dolce & Gabbana) und viele andere, die ungenannt bleiben möchten.

Ärzte über die Allen-Carr-Methode

»Ich kann Allen Carrs Methode aus eigener Erfahrung beurteilen und finde die Methode ausgesprochen hilfreich. Ich empfehle sie voller Überzeugung als effizienten Weg, um mit dem Rauchen aufzuhören.

DR. ANIL VISRAM, ROYAL LONDON HOSPITAL

»Ich war wirklich beeindruckt von dieser Methode. Trotz des Erfolgs und des Bekanntheitsgrades von Allen Carrs Methode verzichtete man auf jegliche Effekthascherei, den professionellen Ansatz muss jeder Allgemeinmediziner würdigen. Ich würde die Methode jederzeit ärztlich verordnen.«

DR. P. M. BRAY

»Mir ist keine andere Methode bekannt, die eine ähnliche Erfolgsquote aufweisen kann wie Allen Carrs Methode. Sie liegt (mit 75 bis 80 Prozent) weitaus höher als alle anderen mir oder meinen Kollegen bekannten. Deshalb empfehle ich Allen Carrs Methode auch weiterhin gerne als Arzt wie als Privatperson.«

>DR. *RICARDO SERRALTA GONZALES, NATIONALER KO-
ORDINATOR BETRIEBSMEDIZIN SCHWEPPES*

»Was mich am meisten erstaunt, ist die Tatsache, dass es keine der Entzugserscheinungen gibt, die bei anderen Methoden auftreten. Die Erfolgsquote (80 Prozent) ist extrem hoch.«

>DR. *JOSÉ ALVAREZ SALCEDO,
LEITER BETRIEBSMEDIZIN TRANSFESA*

»Es ist schon erstaunlich, dass Allen Carr, der eigenem Bekunden nach kein geschulter Verhaltenstherapeut ist, geschafft hat, was unzähligen promovierten Psychologen und Psychiatern nicht gelang: eine einfache Methode zu finden, wie man mit dem Rauchen aufhören kann.«

>DR. *WILLIAM GREEN, DIREKTOR DER PSYCHIATRIE
AM MATILDA HOSPITAL IN HONGKONG*

Begeisterte Leserstimmen aus der ganzen Welt

Täglich gehen auf www.allencarr.com E-Mails aus der ganzen Welt ein, hier ein paar Beispiele:

Nachdem ich 20 Jahre lang täglich 50 Zigaretten geraucht habe, bin ich endlich aus den teuflischen Fängen befreit. Es war das Einfachste von der Welt, genau das Gegenteil dessen, was ich befürchtet hatte – Entzugserscheinungen, Gewichtszunahme und so weiter. Mein vierjähriger Sohn wird mich niemals mit einer Zigarette im Mund sehen. Ich danke Allen Carr für mein Glück, und ich finde, seine Methode sollte auf jeder Schachtel Zigaretten empfohlen werden!

>*MIKE GORDON, LONDON*

Ich habe das Buch gelesen, und es kommt mir vor wie ein Wunder. Ich kann es kaum glauben – ich habe länger als mein halbes Leben geraucht, wie meine Eltern und wie deren Eltern ... Bei der Vorstellung, täglich bis an mein Lebensende auf etwas »verzichten« zu müssen, wenn ich aufhöre, war ich mir sicher, mich niemals davon befreien zu können. Und nun bin ich mit Begeisterung Nichtraucherin. Was ich für unmöglich gehalten hatte, war einfach, und es machte mir Spaß, und so ist es bis heute.

HELEN PARKER, LONDON

Ich hatte keine Ahnung, wie es ist, nicht zu rauchen. Ich fing mit elf an und probierte die Allen-Carr-Methode mit 40. Seitdem rauche ich nicht mehr und hatte auch nie den Wunsch danach. Rauchen ist für mich nun etwas, das einmal war. Es ist kein Tabuthema und auch sonst nicht wichtig, und ich habe kein Problem, wenn andere rauchen wollen. Ich bin endlich frei. Danke.

VIKTORIA COLQUHOUN, LONDON

Vor zwei Jahren habe ich mit der Allen-Carr-Methode aufgehört. Ich war so glücklich und frei. Ich hatte nie mehr den Wunsch zu rauchen. Ich hatte nie das Gefühl, Entzugserscheinungen zu verspüren oder auf etwas verzichten zu müssen. Es war kein Problem, mit Freunden auszugehen, die um mich herum rauchten, mir Zigaretten anboten, was mich immer zum Scheitern brachte, wenn ich früher versucht hatte aufzuhören.

MARTIN BYRNE, BELFAST (NORDIRLAND)

Sieben Jahre lang vergeudete ich ein kleines Vermögen für Zigaretten und nahm dafür schlechten Atem und viele andere Verunsicherungen in Kauf, die sich junge Menschen nicht antun sollten. Ich hielt mich selbst für total gestresst und unsicher und dachte, ohne meine Krücke würde es mir noch schlechter gehen. Nun habe ich dank der Allen-Carr-Metho-

305

de nicht nur ganz mit dem Rauchen aufgehört, sondern freue mich auch noch auf jeden neuen Tag, wie ich es als Raucher nie getan habe. Ich habe in jedem Bereich meines Lebens genug Selbstvertrauen und kann mein hoffentlich noch langes Leben frei von der Versklavung durch dieses schreckliche Kraut genießen.

JACK SEYMOUR, SURBITON (GROSSBRITANNIEN)

Ich blieb eine ganze Nacht lang wach, um die letzten Seiten zu lesen, und es war mir eine so große Freude, die Zigarette auszudrücken, von der ich weiß, dass sie dank Allen Carr meine letzte war! Ich war so überrascht, wie so naheliegende und klare Zusammenhänge und Bedenken auf den Punkt gebracht wurden, die ich als Raucher aufgrund der Gehirnwäsche völlig vergessen hatte. Jetzt bin ich ein Nichtraucher voller Selbstvertrauen und habe überhaupt nicht das Gefühl, auf etwas verzichten zu müssen. Mein ewiger Dank gilt Allen Carr.

ADAM RICHARDSON, DURHAM (GROSSBRITANNIEN)

Mein Mann, meine Tochter und ich hörten auf, nachdem wir das Buch gelesen hatten. Wir sind nun seit drei Jahren rauchfrei. Es war so einfach, dass es fast wie ein Wunder ist. Wir haben überhaupt nicht den Wunsch zu rauchen. Danke, dass Sie das möglich gemacht haben.

L. FORMISANO, NORTH CAROLINA (USA)

Ich habe schon mit zehn Jahren angefangen zu rauchen. Jahrelang habe ich mit allen möglichen Methoden versucht aufzuhören, aber ohne Erfolg. Heute bin ich begeisterter Nichtraucher. Ich kann nur Gutes über die Methode von Allen Carr sagen und wünschte, ich hätte sie schon vor 20 oder sogar 30 Jahren kennengelernt. Ich würde gerne diese herrliche Botschaft an all die armen Raucher da draußen weitergeben!

NEIL MALAN (SÜDAFRIKA)

Hallo Mr. Carr! Ich schreibe ein paar Zeilen zu Ihrem Buch, weil es meine Bibel ist. Ich trage es immer bei mir, damit es mich daran erinnert, wie ich mich früher fühlte und wie gut es mir heute geht. Danke.

HEIDI KARPPINEN (SCHWEDEN)

Ich fing mit zwölf Jahren an zu rauchen. Jetzt bin ich 29 und wieder ein freier Mensch. Ich dachte immer, ich sei verloren, doch das stimmte nicht. Danke für mein Leben. Das meine ich ernst. DANKE DANKE DANKE

MIROSLAV KANURECKA (SLOWAKEI)

Ich rauchte über 20 Jahre lang eine Packung täglich. Nun bin ich seit sechs Monaten Nichtraucher. Ich kann meinen Dank gar nicht in Worte fassen. Inzwischen schenke ich jedem Raucher, den ich kenne, das Buch.

JULI GOLDYCH, FLORIDA (USA)

Danke, Allen, ich bin FREIIIIII!!!!!!!!!
JACK WILSON, SYDNEY (AUSTRALIEN)

Register

Allen Carr-Nichtraucherseminare

Die Nichtraucherseminare nach der Methode von Allen Carr stellen eine ideale Ergänzung dar, wenn Sie das Gefühl haben, zwar alles zu verstehen, aber die Umsetzung Schwierigkeiten bereitet. Sie können ein Seminar auch begleitend besuchen, wenn Sie Ihre Erfolge festigen wollen. Oder alternativ, wenn Sie eine persönliche Betreuung wünschen. Allen Carr`s Easyway Nichtraucherseminare dauern nur einmalig sechs Stunden. Sie werden seit 1993 mit sehr großem Erfolg im deutschsprachigen Raum durchgeführt. Seit dem Jahr 2003 werden die Allen Carr-Seminare vom Bundesverband der Betriebskrankenkassen als Präventionsmaßnahme nach § 20 Abs. 1 SGBV anerkannt. Versicherte können auf Nachfrage einen Zuschuss zum Seminar von ihrer Kasse erhalten.

Kontaktieren Sie uns

Unverbindliche und kostenlose Informationen über die Seminare, Standtorte und Termine erfahren Sie unter den kostenfreien Hotline-Nummern:

Deutschland:
08000-7282436
RAUCHEN

Österreich / Schweiz:
0800-7282436
RAUCHEN

Allen Carr`s Easyway Deutschland
Ansprechpartner: Erich Kellermann
kostenfreie Hotline: 0 8 0 0 0 – 7 2 8 2 4 3 6
E-Mail: info@allen-carr.de . www.allen-carr.de

Allen Carr´s Easyway Österreich
Ansprechpartner: Erich Kellermann
kostenfreie Hotline: 0 8 0 0 – 7 2 8 2 4 3 6
E-Mail: info@allen-carr.at . www.allen-carr.at

Allen Carr`s Easyway Schweiz
Ansprechpartner: Cyrill Argast
kostenfreie Hotline: 0 8 0 0 – 7 2 8 2 4 3 6
E-Mail: info@allen-carr.ch . www.allen-carr.ch

Drei gute Gründe für Allen Carr-Nichtraucherseminare

Anerkannt

In Deutschland wird Allen Carr vom Bundesverband der Betriebskrankenkassen anerkannt. Über 500 Unternehmen aus dem deutschsprachigen Raum wie IBM, Daimler Chrysler, Henkel, Siemens, Voest Alpine, ÖAMTC uvm. setzen Allen Carr erfolgreich für die Gesundheit ihrer Mitarbeiter ein.

Kompetent

Alle Allen Carr-Trainer waren selbst Raucher und verstehen, was Sie fühlen. Sie haben das Laster am eigenen Leib miterlebt. Das Trainerteam besteht aus erfahrenen Praktikern, darunter Ärzte, Psychologen und Pädagogen. Zusätzlich werden alle Allen Carr-Trainer intensiv von uns ausgebildet.

Auch nach dem Kurs sind wir für Sie da. Als Seminar-Teilnehmer steht Ihnen unsere Trainer-Helpline zur Verfügung.

Erfolgreich

Mehrere Millionen Raucher auf der ganzen Welt haben Allen Carr bereits kennen gelernt. Der Erfolg der Methode wird inzwischen durch umfangreiche wissenschaftliche Studien bestätigt und in einem internationalen Blatt veröffentlicht. Seit 1993 gibt es Allen Carr auch im deutschsprachigen Raum. Inzwischen finden regelmäßig Kurse in fast jeder größeren Stadt in Deutschland, Österreich und der Schweiz statt.

Leicht und einfach aufhören

Keine „Aversionstherapie", kein NLP, keine Hypnose oder Akupunktur, keine Hilfsmittel wie Nikotinpflaster oder Kaugummis. Wir erzählen Ihnen auch nicht, dass Rauchen gesundheitsschädlich ist oder ein Vermögen kostet – das wissen Sie bereits. Die Allen Carr-Methode lässt Sie erkennen, weshalb Sie rauchen, warum es bisher so schwer war, damit aufzuhören und was Sie tun müssen, um ganz einfach für den Rest Ihres Lebens damit Schluss machen zu können.

Jeder Allen Carr-Trainer hat mit dieser Methode das Rauchen beendet. Nur wer selbst geraucht hat, kann verstehen, was Sie fühlen.

Ein 6-stündiger Kurs – das war´s?

Für die meisten Teilnehmer reichen tatsächlich diese 6 Stunden, um für immer Nichtraucher zu sein. Und das ohne Entzugserscheinungen. Und sollte es nicht gleich klappen, bieten wir Ihnen zwei Aufbauseminare an, die Sie zum Ziel führen.

Geld-zurück-Garantie

Den Betrag, den ein durchschnittlicher Raucher in drei Monaten für Zigaretten ausgibt, investieren Sie in ein Allen Carr-Nichtraucherseminar und Sie sind für immer frei. Sollte es beim ersten Mal nicht klappen, bieten wir Ihnen zwei kostenlose Aufbauseminare an. Sollten alle drei Seminare **innerhalb von 3 Monaten** erfolglos sein, bekommen Sie mit unserer Geld-zurück-Garantie Ihre gesamte Kursgebühr zurück. Sie sehen, Sie können nur gewinnen.

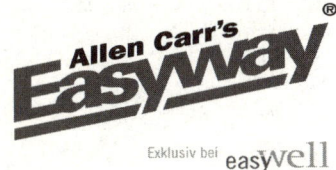

ALLEN CARR'S EASYWAY –
Allen Carr's Easyway International
Internationale Website: www.allencarr.com

Auf den folgenden Seiten werden weltweit alle Kontaktadressen der Allen Carr's Easyway Kliniken/Zentren aufgeliestet, in denen es eine 90-prozentige Erfolgsrate gibt. Einzelne Kliniken bieten auch Beratungen zu Alkohol- und Gewichtsproblemen an. Bitte erkundigen Sie sich bei Ihrer nächstgelegenen aufgelisteten Klinik danach.

Allen Carr's Easyway garantiert, dass Sie es einfach finden werden, in diesen Zentren mit dem Rauchen aufzuhören – oder Sie bekommen Ihr Geld zurück.

ALLEN CARR'S EASYWAY –
ZENTRALE WELTWEIT
Park House, 14 Pepys Road, Raynes Park, London SW20 8NH
Tel: +44 (0)208 944 7761
Email: mail@allencarr.com
Website: www.allencarr.com

ARGENTINIEN
Buenos Aires
www.allencarr.com

AUSTRALIEN
Australisches Hauptstadt-
territorium, Tasmanien, Victoria
> *Gail Morris*
Tel.: 03 9894 8866
Freephone: 1300 790 565
E-Mail: info@allencarr.com.au

New South Wales, Sydney
> *Natalie Clays*
Tel. & Fax: 1300 785 180
E-Mail: nsw@allencarr.com.au

Nord- und Süd-Queensland
> *Tara Pickard-Clark*
Tel.: 1300 85 11 75
E-Mail: nqld@allencarr.com.au

Northern Territory, Süd- und
Westaustralien
> *Dianne Fisher*
Freephone: 1300 557 801
E-Mail: wa@allencarr.com.au

BELGIEN
Antwerpen
> *Dirk Nielandt*
Tel.: 03 281 6255
Fax: 03 744 0608
E-Mail: easyway@dirknielandt.be

BRASILIEN
São Paulo
> *Alberto Steinberg, Lilian Brunstein*
Tel. Lilian: +55 11 99456-0153
Tel. Alberto: +55 11 99325-6514
E-Mail: contato@easywaysp.com.br

BULGARIEN
> *Rumyana Kostadinova*
Tel.: 0800 14104 / +359 899 889 907
E-Mail: rk@nepushaveche.com

CHILE
> *Claudia Sarmiento*
Tel.: +56 2 4744587
E-Mail: contacto@allencarr.cl

DÄNEMARK
> *Mette Fonss*
Tel.: +45 7026 7711
E-Mail: mette@easyway.dk

DEUTSCHLAND
> *Erich Kellermann & Team*
Freephone: 0800 07282436
E-Mail: info@allen-carr.de

ECUADOR
> *Ingrid Wittich*
Tel. & Fax: 02 2820 920
E-Mail: toisan@pi.pro.ec

ESTLAND
> *Henry Jakobson*
Tel.: +372 733 0044
E-Mail: info@allencarr.com

FINNLAND
> *Janne Ström*
Tel.: 045 3544099
E-Mail: info@allencarr.fi

FRANKREICH
> *Erick Serre & Team*
Freephone: 0800 FUMEUR
Tel.: 04 9133 5455
E-Mail: info@allencarr.fr

GRIECHENLAND
> *Panos Tzouras*
Tel.: +30 210 522 4087
E-Mail: panos@allencarr.gr

GROSSBRITANNIEN
Freephone: 0800 389 2115

Aylesbury, Cambridge, High Wycombe, Milton Keynes, Northampton, Oxford, Peterborough, Stevenage
> *Kim Bennett, Emma Hudson*

Tel.: 0800 0197 017
E-Mail: kim@easywaybucks.co.uk

Belfast
> *Tara Evers-Cheung*
Tel.: 0845 094 3244
E-Mail: tara@easywayni.com

Birmingham
> *John Dicey, Colleen Dwyer, Crispin Hay, Rob Fielding*
Tel. & Fax: 0121 423 1227
E-Mail: info@allencarr.com

Bournemouth, Brighton, Kent, Reading, Staines/Heathrow
> *John Dicey, Colleen Dwyer, Emma Hudson*
Tel.: 0800 028 7257
E-Mail: info@allencarr.com

Bristol, Cardiff, Exeter, Swindon
> *Charles Holdsworth Hunt*
Tel.: +44 (0)117 950 1441
E-Mail: stopsmoking@easywaybristol.co.uk

Coventry, Leicester
> *Rob Fielding*
Tel.: 0800 321 3007
E-Mail: info@easywaycoventry.co.uk, info@easywayleicester.co.uk

Crewe, Derby, Nottingham, Shrewsbury, Stoke, Telford
> *Debbie Brewer-West*
Tel.: 01270 664 176
E-Mail: debbie@easyway2stopsmoking.co.uk

Cumbria, Guernsey, Isle of Man, Jersey, Lancashire, Liverpool, Newcastle/North East, Southport
> *Mark Keen*

Tel.: 0800 077 6187
E-Mail: mark@easywaycumbria.
co.uk, mark@easywaylancashire.
co.uk, mark@easywayliverpool.
co.uk, info@easywaynortheast.co.uk

Leeds, Manchester, Sheffield
> *Rob Groves*
Tel.: 0800 804 6796
E-Mail: info@easywayyorkshire.
co.uk, info@easywaymanchester.
co.uk

London, Surrey
> *John Dicey, Colleen Dwyer, Crispin Hay, Emma Hudson, Rob Fielding*
Tel.: 020 8944 7761
Fax: 020 8944 8619
E-Mail: mail@allencarr.com

Schottland
Edinburgh, Glasgow
> *Paul Melvin, Jim McCreadie*
Tel.: +44 (0)131 449 7858
E-Mail: info@easywayscotland.co.uk

Southampton
> *John Dicey, Colleen Dwyer, Emma Hudson*
Tel.: 0800 028 7257
E-Mail: info@allencarr.com

HONG KONG
> *Rob Groves*
Tel.: +852 2911 7988
E-Mail: stopsmoking@eventclicks.com

INDIEN
Bengalore, Chennai
> *Suresh Shottam*
Tel.: 080 41603838
E-Mail: info@easywaytostopsmoking.co.in

IRLAND
Dublin, Cork
> *Brenda Sweeney & Team*
Tel.: 01 499 9010 / 1890 ESYWAY (379 929)
E-Mail: info@allencarr.ie

ISLAND
Reykjavik
> *Petur Einarsson*
Tel.: +354 588 7060
E-Mail: easyway@easyway.is

ISRAEL
> *Ramy Romanovsky, Orit Rozen, Kinneret Triffon*
Tel.: 03 6212525
E-Mail: info@allencarr.co.il

ITALIEN
> *Francesca Cesati & Team*
Tel. & Fax: 02 7060 2438
E-Mail: info@easywayitalia.com

JAPAN
www.allencarr.com

KANADA
Montréal/Toronto/Vancouver
> *Damian O'Hara (Englisch) / Rejean Belanger (Französisch)*
Freephone: 1 866 666 4299
Tel.: +1 905 849 7736
E-Mail: info@theeasywaytostopsmoking.com

KOLUMBIEN
> *Felipe Sanint Echeverri*
Tel.: +57 31 58 68 10 43
E-Mail: felipesanint@allencarrcolombia.com

LETTLAND
> *Anatolijs Ivanovs*
Tel.: +371 67 27 22 25
E-Mail: info@allencarr.lv

LITAUEN
> *Evaldas Zvirblis*
Tel.: +370 694 29591
E-Mail: info@mestirukyti.eu

MAURITIUS
> *Heidi Hoareau*
Tel.: +230 727 5103
E-Mail: info@allencarr.mu

MEXIKO
> *Jorge Davo, Mario Campuzano Otero*
Tel.: +52 55 2623 0631
E-Mail: info@allencarr-mexico.com

NEUSEELAND
Auckland
> *Vickie Macrae*
Tel.: 09 817 5396
E-Mail: vickie@easywaynz.co.nz

Christchurch
> *Laurence Cooke*
Tel.: +03 326 5464
E-Mail: laurence@easywaysouthisland.co.nz

NIEDERLANDE
Allen Carr's Easyway
»stoppen met roken«
Tel.: +31 53 478 43 62 / +31 900 786 77 37
E-Mail: info@allencarr.nl

NORWEGEN
Oslo
> *René Adde*
Tel.: +47 93 20 09 11
E-Mail: post@easyway-norge.no

ÖSTERREICH
> *Erich Kellermann & Team*
Freephone: 0800 728 2436
E-Mail: info@allen-carr.at

PERU
Lima
> *Luis Loranca*
Tel.: +511 637 7310
E-Mail: lloranca@dejardefumaraltoque.com

POLEN
> *Anna Kabat*
Tel.: +48 (0)22 621 3611
E-Mail: info@allen-carr.pl

PORTUGAL
Porto
> *Ria Slof*
Tel.: +351 22 995 8698
E-Mail: info@comodeixardefumar.com

RUMÄNIEN
> *Diana Vasiliu*
Tel.: +40 (0) 7321 3 8383
Email: raspunsuri@allencarr.ro

RUSSLAND
Moskau
> *Fomin Alexander* (Фомин Александр)
Tel.: +7 495 644 64 26
E-Mail: info@allencarrmoskow.ru

St. Petersburg
www.allencarr.com

SCHWEDEN
Göteborg, Malmö
Göteborg Tel.: + 46 (0)8 24 01 00
Malmö Tel.: + 46 (0)40 30 24 00
E-Mail: info@allencarr.nu

Stockholm
> *Christofer Elde*
Tel.: 0735 000 123
E-Mail: info@allencarr.se

SCHWEIZ
> *Cyrill Argast & Team*
Freephone: 0800 728 2436
Tel. (rom. & ital.): 0800 386 387
E-mail: info@allen-carr.ch

SERBIEN
Belgrad
>*Milos Rakovic*
Tel.: 011 308 8686
E-Mail: milos.rakovic@allencarr.
co.rs / office@allencarr.co.rs

SINGAPUR
> *Pam Oei*
Tel.: +65 6329 9660
E-Mail: pam@allencarr.com.sg

SLOWENIEN
www.allencarr.com

SPANIEN
Madrid, Marbella
> *Charles Holdsworth Hunt*
Seminare in englischer Sprache
Tel.: +44 8656 187306
E-Mail: stopsmoking@easyway-
marbella.com

SÜDAFRIKA
Helpline: 0861 100 200

Kapstadt
> *Dr. Charles Nel, Dudley Garner, Mal-
colm Robinson & Team*
Tel: 021 851 5883 / Mobile: 083
600 5555
E-Mail: easyway@allencarr.co.za

TÜRKEI
> *Emre Ustunucar*
Tel.: +90 212 358 5307
E-Mail: info@allencarrturkiye.com

UKRAINE
Krim, Simferopol
> *Yuri Zhvakolyuk*
Tel.: +38 095 781 8180
E-mail: zhvakolyuk@gmail.com

Kiev
> *Kirill Stekhin*
Tel: +38 044 353 2934
Email: kirill@allencarr.kiev.ua

UNGARN
> *Gabor Szasz*
Tel.: +36 06 80 624 426
E-Mail: szasz.gabor@allencarr.hu

USA
Freephone: 1 866 666 4299
> *Damian O'Hara, Colleen Curran*
Tel.: 212 – 330 9194
E-Mail: info@theeasywaytostop-
smoking.com
Seminare finden regelmäßig in
New York, Los Angeles, Denver und
Houston statt. Firmenprogramme
werden im ganzen Land angebo-
ten.
Postanschrift: 1133 Broadway, Suite
706, New York, NY 10010

ZYPERN
> *Kyriacos Michaelides*
Tel.: +35 7777 7830
E-Mail: info@allencarr.com.cy